# 정신적으로 건강한 사람은 없다

# 정신적으로 건강한

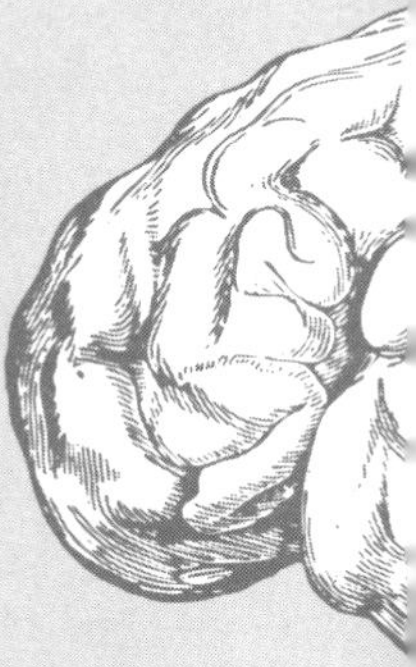

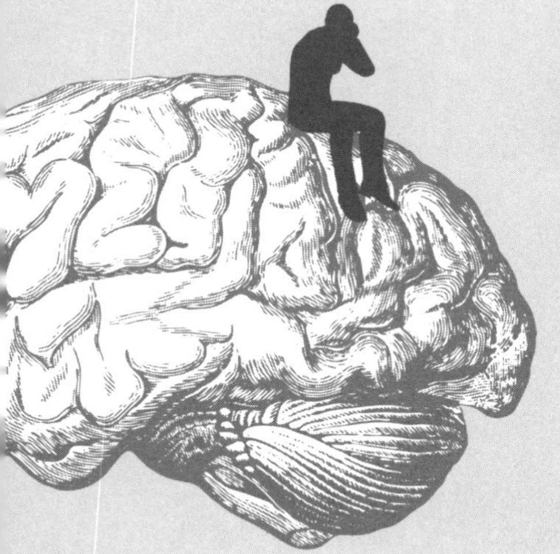

# 사람은 없다

정영인 지음

**정 신 질 환 에 대 한 올 바 른 이 해 를 위 하 여**

**산지니**

○

"현재의 시간과 과거의 시간은 모두 미래의 시간에 존재할 것이고, 미래의 시간은 과거의 시간에 포함되리라."

–엘리엇(Eliot, T. S.)

"과거를 기억하지 못하는 사람은 과거를 반복하게 된다."

–산타야나(Santayana, G.)

# 들어가며

환자는 사회적 책무와 도덕적 비난으로부터 비교적 자유롭다. 그래서 종종 환자역할(sick role)은 곤경에 처한 심리사회적 상황을 회피하는 수단으로 활용된다. 병을 핑계로 삼는 칭병과 없는 병을 의도적으로 꾸며 낸 꾀병은 바로 환자역할을 이용한 것이다. 정신질환은 진단적으로 객관적인 증거를 담보하기 어렵기 때문에 칭병과 꾀병의 좋은 대상이 된다. 한편, 정신질환에 대한 오해나 편견은 정신질환자들을 사회적으로 낙인찍거나 보험 가입을 거부하게 하는 등의 사회적 불이익을 초래한다. 그래서 정신질환에 대한 올바른 이해는 사회적으로도 매우 중요하다. 그런 점에서 '정신적으로 건강한 사람은 없다'라는 도발적인 책 제목은 칭병이나 꾀병으로 사회적 이익을 기대하는 사람이나, 정신질환으로 사회적 불이익을 감수해야 하는 사람 모두에게 시사하는 바가 클 것이다. '모든 사람은 정신적으로 비정상이다'로 읽힐 수 있기 때문이다.

정신질환은 정신의학에서 다루는 모든 질환을 아우르는 매우 광범위하고 포괄적인 개념이다. 여기에는 비교적 가벼운 신경증적 장애와 정신생리장애뿐만 아니라 인격장애와 중증의 정신병적 장애까지 포함된다. 개념적으로 볼 때 정신적으로 건강한 사람이 드물다는 것은 정신질환자와 비질환자의 경계가 불명확하다는 것을 의미한다. 정신이란 말에 내포된 형이상학적인 추상성과 주관성은 정신적으로 건강한 상태를 한마디로 규정하기 어렵게 한다.

'정상'은 다수라는 통계적 개념에 기반하고 '건강'은 가치에 기준을 둔 개념이다. 때문에 정상이 곧 건강을 의미하지는 않는다. 건강은 의학적으로 고정적인 개념이 아니다. '건강한 상태'란 자기붕괴를 일으키는 힘과 자기를 유지하려는 힘 사이에서 자기를 유지하려는 힘이 우세한 상태다. 일반적으로 정신이 건강하다는 것은 인격적으로 완성되었다는 뜻이다. 인격적으로 완성된 사람은 착각을 벗어나 착각 없는 현실 속에서 자기를 굳건하게 유지하며 살아간다. 그런 사람들을 성인(聖人)이나 도인(道人)이라 일컫는다. 성인이나 도인의 경지에 이른 사람은 현실에서는 드물다. 프로이트(Freud, S.)는 정신적으로 건강한 상태를 현실에서 구현될 수 없는, 도달해야 할 이상적인 목표로 보았다. 열심히 인격을 도야하는 과정 자체가 정신적으로 건강하게 나아가는 과정이라는 뜻이다.

위대한 인물들은 개인을 뛰어넘어 인간의 가능성의 한계

에 도전했던 사람들이다. 위대함은 시대나 사회문화적 환경에서 정상과 비정상이 모두 아우러지고, 의식과 무의식이 소용돌이치면서 달궈질 때 이룩된다. 창조적인 인물 중에는 창조과정에서 또는 창조적인 활동이 멈춘 뒤에 정신병이 발병한 경우가 적지 않다. 만유인력을 발견한 뉴턴(Newton, I.)과 철학자 니체(Nietzsche, F.)는 조현병을, 다윈(Darwin, C.)은 조울증을 앓았다. 천재 수학자로 노벨경제학상을 수상한 내쉬(Nash, J.)도 젊은 시절 조현병으로 고생했다. 이는 창조의 과정이 언제나 갈등에서 출발하며 갈등의 해결에 성공했을 때 비로소 창조가 이루어짐을 의미한다. "위대한 고통 없이는 위대한 재능도 없다." 레오나르도 다 빈치(Leonardo da Vinci)의 말이다.

사회적 상황에서 정신질환을 규정할 때는 개념을 보다 명확히 할 필요가 있다. 두루뭉술하고 경계가 불분명한 포괄적 의미의 '정신질환'이라는 용어의 사용은 가능한 한 삼가야 한다. 우울한 기분(증상)을 의미하는지, 아니면 기분장애라는 진단적 실체를 의미하는지처럼 구분이 애매한 우울증 같은 용어의 사용도 지양해야 한다. 즉, 우울증이 증상이나 징후로서의 우울한 기분을 의미하는지 우울 삽화라는 진단적 실체를 뜻하는지 명확히 구분해야 한다. 우울한 기분은 기분장애의 핵심 증상이지만 조현병이나 다른 정신질환에서도 흔하게 나타난다. 기분장애로서의 우울 삽화는 경증에서부터 망상이나 환청 등의 정신병적 증상이 동반되는 경우까지, 임상양상이 매우 다양하지만 병전(病前)의 상태로 완전한 회복이 가능하다. 반면에, 조현병은 일단 진단되면 병전의 상태로 회복하기 힘들고 거의 평생을 관리해야 한다. 다시 말해 기분장애는 비록 정신병적 상태라 하더라도 삽화성이어서 병전 상태로의 회복이 가능하지만, 조현병은 병전 상태로의 회복이 거의 어려운 영구적 과정을 밟는다. 그런 점에서 정신능력을 판단할 때 정신병적 증상이 동반되는 기분장애와 조현병은 서로 구분되어야 한다. 이는 사회적 책무나 법적 책임을 따질 때 또는 이해관계가 얽힌 사회적 상황에서, 정신질환이라는 포괄적 용어나, 증상인지 진단적 실체인지 구분이 애매한 용어를 무분별하게 사용해서는 안 되는 이유다.

정신질환은 대부분 생물학적, 심리적, 사회적 요인들이 복합적으로 작용해서 발생한다. 원인이 정확히 규명되어 있지 않기 때문에 원인에 근거한 진단이 불가능하다. 즉, 진단을 규정하는 특징적인 증상(pathognomonic symptoms)이 없기 때문에 증후군 차원에서 현상학적으로 질환을 정의하고 분류한다. 따라서 진단을 위해서는 정신질환의 개념을 정확히 이해하는 것이 매우 중요하다. 저자는 일반인이나 심지어 전문가들도 개념을 혼동하고 있는 대표적인 정신질환이 공황장애와 우울증이 아닐까 생각한다. 그렇기에 본서에서는 정신질환 전반을 다루기보다는 비교적 흔하면서도 정확한 개념의 이해를 필요로 하는 몇 가지 정신질환을 대상으로 삼았다.

이 책은 일반인들이 정신질환을 이해하는 데 필요한 지식 수준에 맞추었다. 여기에는 정신질환을 앓고 있는 환자와 그의 가족들도 포함된다. 그리고 정신건강 분야에 종사하는 간호사, 임상심리사, 사회복지사나 작업치료사에게도 도움이 될 것이다. 참고로, 일부는 전문가 수준에 준하는 내용도 있기에 모든 독자들이 처음부터 끝까지 다 읽을 필요는 없다. 자신에게 필요한 부분만 선택해서 읽어도 무방할 것이다.

2024년 7월

을숙도가 내려다보이는 진료실에서

# 차례

제1장

# 건강한 상태와 정신질환

"건강한 사람은 희망이 있고,
희망이 있는 사람은 모든 것을 소유한다."
-고대 아라비아 격언

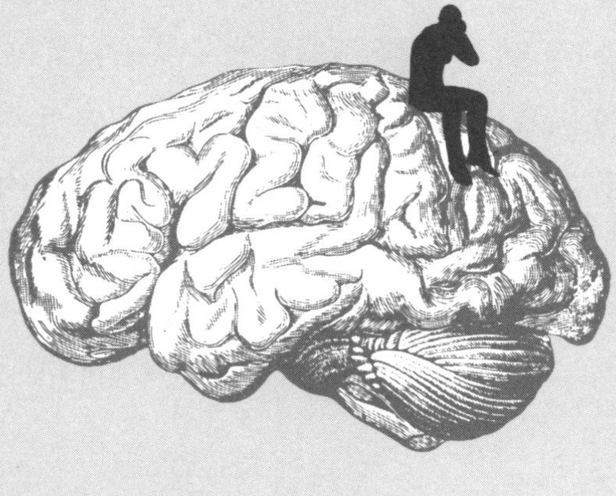

## 정신적으로 건강한 사람은 없다

인간은 누구나 건강하게 오래 살기를 원한다. 건강이 개인이나 가족의 행복 또는 국가 발전에 절대적으로 필요한 기본 조건이 되기 때문이다. 그렇다면 건강한 상태란 무엇일까? 과거에는 단지 질병이 없고 허약하지 않은 상태로서 개인의 생존이나 생활 기능에 지장을 초래하는 증상이나 징후가 없으면 건강하다고 여겼다. 근래에는 건강의 개념이 신체적 건강뿐만 아니라 정신적인 면과 사회적인 측면으로까지 확장되고 있다. 왜냐하면 "건강한 정신은 건강한 신체에 있다"는 격언처럼 신체건강은 정신건강과 밀접한 관련이 있을 뿐만 아니라 생활양식, 습관, 경제 상태, 정치 체제, 교육 및 과학 수준 등의 사회적 환경으로부터 많은 영향을 받기 때문이다. 파슨(Parson, T.)은 "건강이란 개인이 자신의 사회적 역할과 임무를 효과적으로 수행할 수 있는 최적의 상태"라고 정의했다. 이에 따라 세계보건기구(WHO)에서는 건강의 조건으로 '단순히 질병이 없고 허약하지 않는 상태에서 더 나아가 신체적, 정신적 그리고 사회적으로 안녕한 상태'로 포괄적으로 규정하고 있다.

전통적인 의학에서는 질병(disease)을 건강과 완전히 구분된 불연속적 개념으로 인식했다. 이것은 병리학적 인식에 기반한 것으로, 보다 명확하고 전문적인 지식을 나타내며, 전문가에 의한 과학적 판단에 의거한다. 질병은 의사가 환자에게 병리 현상이 있음을 알려주는 도구로서 또는 치료의 과정에서 어떤 결정을 내리거나 치료의 결과를 비교하는 근거로 사용된다. 따라서 질병은 건강관리 체계를 계획하고 구성하는데 필수적 요소가 된다. 요즘에는 생태학적 견지에서 건강과 질병을 해석하려는 경향이 있다. 질병이 의심되지만 정밀검사를 통해서도 질병의 원인을 찾을 수 없을 경우에 질병이 없다고 판단하지 않고 특정한 비질병(nondisease)이 있다고 판단한다. 이는 질병을 건강에 대립되는 개념으로 생각하지 않고 불건강(ill health), 즉 질환(illness)의 개념으로 보자는 것이다. 그런 면에서 질환은 다소 불명확한 개념의 용어로 다분히 생리적, 심리적 자극에 대한 개인적인 반응을 의미하고, 환자 자신의 개인적 인식에 기반하는 개념이다. 질병이 없이도 질환을 느낄 수 있고, 질환을 느끼지 못하는 상태에서도 질병이 존재할 수 있다. 환자가 치료를 추구하도록 하는 것은 질병이라기보다는 질환이다. 장애(disorder)는 정확한 용어는 아니지만 임상적으로 인지 가능한 일군의 증상이나 행위를 의미하는 것으로, 질병과 질환 등의 용어를 사용함으로써 생기는 더 큰 문제점을 피하기 위한 배려에서 사용된다. 특히 정신의학에서는 질병보다는 질환이나 장애와 같은 다소 불명확한 용어를 많이 사용한다. 이는 정신의학에서 다루는 병들이 신체 질병과는 달리 정확한 원인이 규명되지 않아 병태생리에 근거한 과학적 판단에 기반하지 못하고 있기 때문이다. 즉, 병의 구조나 본질보다는 증후군 차원의 현상학적 수준에서 정의되고 있기 때문에, 정신질환 또는 정신장애라는 용어를 선호하는 경향이 있다.

한편, 의학에서 '정상이다'라는 개념이 반드시 '건강하다'는 것을 뜻하지는 않는다. '정상'이란 대다수라는 통계적 개념이고, '건강'이란 가치에 기준을 둔 개념이다. 정상이라고 할 때는 양적 개념과 질적 개념을 포괄한다. 양적 개념은 연속적, 통계적 개념으로, 평균에서 크게 벗어나지 않은 상태를 정상으로, 현저히 이탈했을 경우를 비정상으로 규정한다. 예컨대, 지적장애는 지능이 평균보다 현저히 저하된 상태를 의미한다. 천재도 지능이 평균에서 현저히 벗어나 있다는 점에서는 비정상이다. 물론 단순히 지능만으로 지적장애를 정의하지는 않는다. 질적 개념은 불연속적, 본질적 개념이다. 만약 100명 중 90명에게서 결핵균이 나오면 양적 개념에서는 90명이 정상이지만 질적인 면에서는 비정상이다. 검사실 검사에서 정상 범위에 있다고 반드시 질병이 없는 건강한 상태를 의미하는 건적 통정을 잘 유지하고 있는 사람을 정신적으로 건강하다고 말한다. 기존 문화나 사회 환경에 일방적으로 순응하는 것이 편하고 정상적일지는 모르지만 이는 정신적으로 건강한 것은 아니다. 불의나 부정부패와 같은 불합리한 사회를 비판하고 반항하고 변혁시키는 노력을 경주하는 것이 건강한 것이다. 따라서 분명한 자기정체성을 갖추고 각자의 위치에서 성취해야 할 정신적 과제가 무엇인지 끊임없이 성찰하면서, 그 과제를 원만하게 수행해 나가는 것이 바로 정신을 건강하게 가꾸어 나가는 길이다. 여기에는 언제나 갈등과 번민이 수반되는데, 그런 갈등과 번민의 완전한 극복이 바로 자아의 실현이자 최상의 정신 건강 상태다.

○

"우리는 다른 동물들과 마찬가지로
(특히 정신과정에서) 선조의 흔적을 지니고 있다.
정신적으로 성장하기 위해서 우리는 자신을 이해해야
한다. 우리에게 충동을 일으키는 마음 깊이 숨어 있는
무언가를 탐구하는 방법을 찾을 수 있다면,
우리 자신을 이해하는 데 도움이 될 것이다."

-랭던-브라운(Langdon-Brown, W.)

# 정신의학이란?

정신의학은 복잡하고 신비스럽기까지 할 뿐만 아니라 의학의 다른 전문분야들과는 확실히 달라 보인다. 가장 분명한 차이점은 진단 과정에서 검사실 소견이나 영상의학적 소견에 거의 의존하지 않는다는 점이다. 정신의학을 뜻하는 'psychiatry'의 어원이 그리스어 'psyché(정신 또는 마음)'와 'iatreia(치료)'의 합성어란 점에서 알 수 있듯이, 정신의학이란 정신(또는 행동)장애를 치료하는 의학의 한 전문분야다. 오늘날 정신의학의 영역은 단순한 치료에서 벗으나 건강한 상태와 병적 상태에서의 개인의 행동을 연구하는 데까지 그 외연이 확대되고 있다.

초기에는 정신의학이 단순히 정신병(psychosis)을 치료하고 연구하는 의학의 한 분야로 인식되었다. 하지만 현대의학이 발달함에 따라 오늘날 정신의학의 대상은 개인의 주관적 생활과 대인관계 및 사회적응 등에 영향을 미치는 신경증적 장애와 인격장애 그리고 신체질환과 관련된 정서상의 문제까지 포함한다. 더 나아가 정신적 원인에 의한 신체적 장애, 신체적 요인에 의한 정신적 장애, 지역사회 정신의학 및 정신보건에까지 이르고 있다.

정신의학이 의학의 한 전문분야라는 점에서 본질적으로 신체의학과 크게 다를 바 없지만, 다루는 대상이 주로 정신(또는 행동)이라는 점에서 의학의 타 분야와는 구별되는 몇 가지 특성을 갖고 있다. 첫째, 정신의학의 대상은 신체의학의 대상보다 차원이 높고 복잡하다. 신체의학의 직접적 대상은 신체 현상이므로, 종국적으로는 물리-화학적 차원으로 환원하여 포착할 수 있다. 신체검사 또는 정밀기구 검사 등에 의한 신체적 소견은 거의 모두 물리-화학적 변화에 의한 결과이다. 반면에 정신의학의 직접적 대상은 정신 현상이며, 이는 주관적 체험으로서의 의식, 감정, 행동, 지능 및 성격 등을 포함하는 것으로서 물리-화학적 차원의 현상으로 환원하기 어려운 차원 높은 복잡한 현상이다. 둘째, 주관적 인식이 중요시된다. 대상이 다르면 대상의 포착 방법도 달라진다. 신체의학에서는 오관에 의하여 신체의 물리-화학적 성질을 알면 된다. 이것은 주로 물체의 크기, 색깔, 모양, 강도 등과 같이 간단한 성질을 알아내는 것이며, 누구에게나 결과에는 큰 차이가 없다. 다시 말해 객관성이 있다. 반면에, 정신의학에서는 오관으로 파악하는 것만으로는 부족하다. 예컨대, 환자의 얼굴, 태도, 언동을 묘사할 때도 얼굴색이 안 좋다, 태도에 힘이 없다, 발음이

똑똑하지 않다 등의 인식만으로는 불충분하며 표정, 주위에 대한 관심, 언동의 조화 등까지 알아야 한다. 셋째, 아직까지 의학적 체계의 확립이 미약하다. 정신질환의 분류체계가 불완전하고 정립된 학설이 부족하다. 따라서 미개척 분야가 많다. 넷째, 정신과 신체의 두 가지 측면을 모두 추구하고 있다. 즉, 정신 현상을 뇌의 기능으로 생각하면서 동시에 정신 고유의 것으로 생각할 것을 요구한다. 신체의학에서도 정신을 고려하지만 정신의학에서는 이와 같은 이중성을 더 많이 고려한다. 마지막으로, 사회적 요인을 중요시한다. 신체의학에서도 질환에 따라서는 사회적 요인, 특히 경제적 요인이 중요시되는 수가 많다. 그러나 정신의학에서는 사회적 요인, 특히 인간관계를 중요시하므로, 환자의 과거 및 현재의 사회 환경을 세밀히 평가한다. 따라서 정신의학은 신체, 정신, 사회의 세 가지 요소 모두를 중요하게 다루고 있다.

임상의학에서 환자에 대한 정보를 얻는 전통적인 방식은 병력청취와 신체검사이지만, 정신의학에서는 현상학적 관찰에 대한 의존도가 매우 높기 때문에, 현재의 증상과 관련된 보다 자세한 정보를 얻어야 한다. 이를 위해 면담을 통한 정신상태검사가 필수적이다. 정신의학적 면담은 일반적인 진단 목적의 면담과 몇 가지 점에서 차이가 있다. 첫째, 정신의학적 면담은 문진처럼 문답이나 질의응답만으로 그치는 것은 아니다. 의사와 환자 간의 의사소통이 자유로워야 하기 때문에 의사-

환자의 관계가 잘 성립되어야 한다. 둘째, 정신의학적 면담에서는 환자에 대한 의사의 공감(empathy) 능력이 매우 중요하다. 공감이란 타인에 대한 일시적인 동일시 현상으로, 조직화된 질문을 하는 동안에 타인의 입장이 되어 느낄 수 있는 정서적 능력을 말한다. 셋째, 정신의학적 면담에서는 환자나 가족 이외의 사람과의 면담도 중요하다. 대개는 가족이 정보를 제공하게 되지만, 때로는 가족 이외의 사람으로부터도 정보를 얻어야 한다. 넷째, 정신의학적 면담에서는 언어 이외의 의사소통도 중요하다. 정도의 차이는 있지만 정신의학적 면담에서는 환자가 의사와의 면담에서 협력을 하지 않는 경우가 많다. 다섯째, 정신의학적 면담은 최초 면담이 단순한 진단적 면담에 그치지 않고 치료적인 의미를 동시에 갖는다. 즉, 환자와의 첫 만남 자체가 바로 치료의 시작이다.

○

뇌는 하늘보다 넓어라
옆으로 펼치면 그 안에
하늘이 쉬 들어오고
그 옆에 당신마저 안긴다

뇌는 바다보다 깊어라
깊이 담그면 아주 푸르게
그 속에 바다가 다
물통 속 스펀지처럼 담긴다

뇌는 신(神)처럼 무거워라
무게를 나란히 달면
다르다 해도
음절과 음성 차이 정도나 될까

-디킨슨(Dickinson, E.)

## 뇌과학과 정신의학

인간은 하나의 유기체로서 정신과 육체가 따로 존재하는 것이 아니다. 의학에서는 정신을 유기체의 기능의 총화로 이해한다. 즉, 유기체의 내, 외부에서 오는 다양한 생리적, 심리적, 사회적 자극들을 과거의 기억에 기초해서 해석하고, 그에 반응하는 뇌기능의 총화를 정신이라고 이해한다. 따라서 정신을 이해하기 위해서는 뇌기능에 관한 지식이 필수적이다. “뇌과학의 궁극적 목표는 자연 세계에 대한 물리학적, 생물학적 연구들과 그 세계에서 인간 정신과 인간 경험의 내밀한 결을 이해하면서 살아가는 거주자들을 연결하는 것이다.” 2000년도 노벨생리의학상 수상자인 칸델(Kandel, E.)은 뇌과학과 정신 간의 관계를 이처럼 간단명료하게 기술했다.

1990년 7월 미국의 41대 대통령 부시(Bush, G.)는 「향후 10년은 뇌의 해(Decade of the Brain)」라는 선언서에 서명함으로써 본격적으로 뇌의 시대를 열었다. 이후 폭발적으로 증가한 뇌에 대한 새로운 지식들은 생물학을 비롯한 자연과학뿐만 아니라 인문학과 사회과학 등을 아우르는 모든 분야의 학문 영역에 지대한 영향을 미치고 있다. 이제 인간성을 탐구하는 인문학자들도 뇌과학을 모르면 인간성의 절반만을 이해한 사람으로 치부될 정도로 뇌과학은 모든 학문 분야에서 관심을 받고 있다.

일찍이 프로이트는 자신이 창안한 정신분석이라는 심리적 이론으로 인간의 행동을 이해하는 새로운 길을 열어 20세기 문명과 문화사에 뛰어난 발자취를 남겼다. 그러나 프로이트는 인간의 행동에 대한 심리적 이해는 어디까지나 자연과학적 원인이 밝혀질 때까지 쓰일 수 있는 차선의 접근법이라고 여겼다. 당시 뇌에 대한 탐구는 극히 제한적이어서 뇌 기능은 알 수 없는 일종의 블랙박스 영역이었기 때문이었다. 인간의 병적 행동은 종국적으로 정신분석이 아닌 자연과학의 토대 위에서 해석하고 이해해야 된다고 본 것이다. 여기서는 정신질환을 이해하는 데 필요한 최소한의 뇌과학적 지식을 소개한다.

### 뇌의 구조와 기능

뇌의 무게는 1200~1400gm으로 몸무게의 2%에 불과하지만 사용하는 에너지는 전체 에너지의 20~30%에 이를 정도

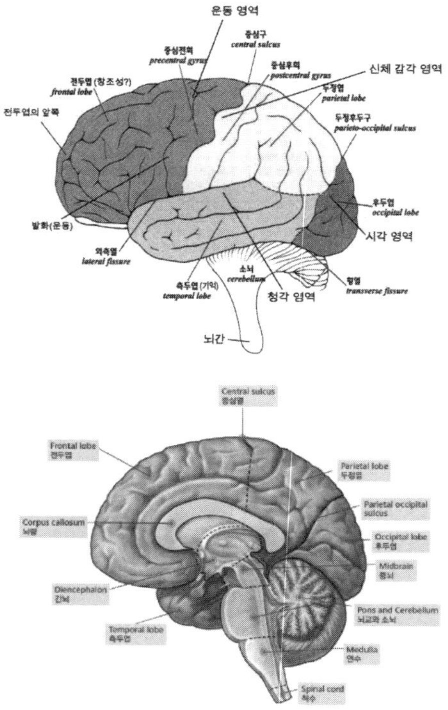


뇌의 구조와 기능(위: 외측면, 아래: 내측면)

로 인체에서 가장 활동이 왕성한 기관이다. 구조적으로 뇌는 대뇌(cerebrum), 소뇌(cerebellum), 중뇌(midbrain) 그리고 뇌간(brain stem)으로 구성되어 있다. 대뇌는 좌우 두 개의 반구로 구성되고, 소뇌의 도움을 받아 신체의 수의적인 활동을 통제한다. 계통학적으로 가장 나중에 발달한 구조인 대뇌는 다른 종에 비해 포유류에서 가장 잘 발달되어 있다. 인간에게는 가장 상위 영역으로 운동, 감각, 감정, 언어, 기억 및 판단 등 고등 정신기능을 담당한다. 대뇌피질(cortex)은 포유류와 영장류에서만 존재하는데 운동과 언어를 관장하는 전두엽(frontal lobe), 청각을 담당하는 측두엽(temporal lobe), 체감각을 이해하고 해석하는 두정엽(parietal lobe), 시각을 담당하는 후두엽(occipital lobe)으로 구성되어 있다. 이처럼 뇌는 부위에 따라 기능이 전문화되어 있고, 같은 영역이라 하더라도 기능이 세분화되어 있다. 예를 들어 측두엽의 청각 영역은 소리의 주파수에 따라 기능하는 장소가 다른데 낮은 음역에서 높은 음역으로 반응하는 부분이 나누어져 서로 연결되어 있다. 두정엽의 체감각 영역도 신체의 부위에 따라 나누어져 있는데, 신체의 각 부분이 연결된 뇌의 부위를 표현해 놓은 것을 뇌지도(Brain Map)라 한다. 그리고 대뇌피질의 표면적 비율로 신체를 표현한 그림을 허먼큘러스(Homunculus)라고 한다. 인체의 기관 가운데 부위별로 기능이 전문화되어 있는 것은 뇌가 유일하다.

대뇌피질의 하부 구조인 기저핵(basal ganglia)은 대뇌피질 및 시상(thalamus)과 연결되어 운동 조절에 관여한다. 해마(hippocampus)는 기억에, 후각망울(olfactory bulb)은 후각 기능에 관여한다. 또 시상은 주요 감각계 신호가 거쳐 가는 중요 구조물로 대뇌피질의 활동과 밀접한 관련을 갖는다. 시상하부(hypothalamus)는 자율신경계와 내분비계의 기능을 통합하여 조절함으로써 항상성을 유지하는 기능을 담당한다. 소뇌는

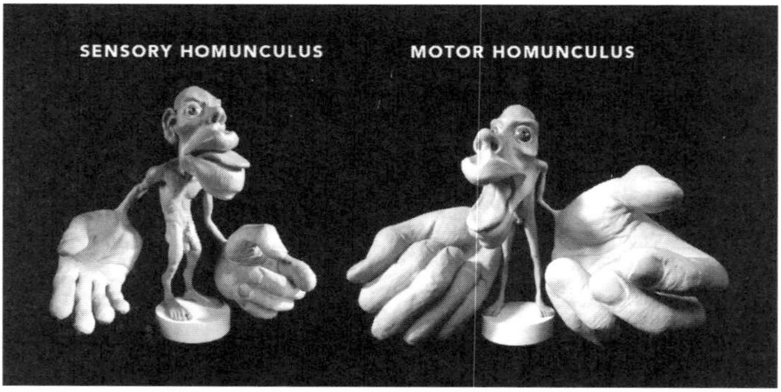


허먼큘러스(Homunculus)

대뇌 하부에 분리되어 존재하는데, 척수를 통해 들어온 감각 정보와 뇌 영역의 신호들을 종합하여 정밀한 운동기능을 수행하는 데 관여한다. 그 외 감각 인지의 통합과 주의 및 언어 같은 인지기능과 두려움 조절이나 쾌락 반응 등에도 관여하는 것으로 알려져 있다. 중뇌는 뇌간과 간뇌(diencephalon) 사이에 존재하는데, 무의식적인 반사운동의 중추기관이다. 주로 안구 운동과 홍채 조절에 관여하고, 소뇌와 함께 운동에 관련된 신호를 대뇌에서 척수로 전달하는 역할도 맡고 있다. 교뇌(pons)는 중뇌와 숨뇌(medulla oblongata) 사이의 뇌간에 존재하는데, 소뇌와 대뇌 간의 정보 전달을 중개하며 숨뇌와 함께 호흡 조절에도 관여한다.

뇌는 뉴런(neuron)이라는 신경세포와 신경교세포(glial cell)

로 구성되어 있다. 뉴런은 신경계의 가장 기본적인 기능적 단위로, 뇌에는 약 1000억 개가 분포한다. 신경교세포는 신경세포의 1/10 정도 크기로, 수적으로는 신경세포의 약 10배 정도로 추산된다. 신경교세포는 신경세포에 영양물질을 공급하고, 신경전달이 잘 이루어지도록 세포외액을 조절한다. 더불어 효과적인 신호전달을 위해 세포를 절연하고, 뇌 조직의 손상 시 이를 회복시키는 중요한 기능을 하며, 신경세포의 면역작용을 촉진하는 역할에도 관여한다.

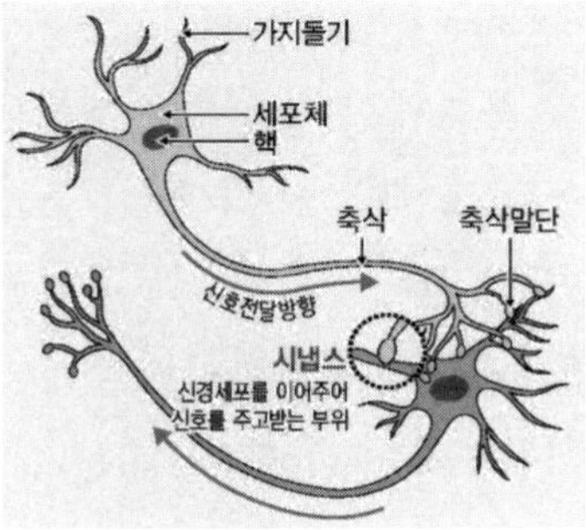

신경세포의 구조와 시냅스

신경세포는 내, 외부의 자극(정보)을 받아들이고 받아들인 자극을 판단해서 처리한 후, 척수로 지령을 내려보내는 정보처리 기능을 수행하는 데 적합하도록 특화되어 있다. 즉, 신경세포는 정보를 받아들이는 수신기 역할을 하는 다수의 수상돌기(dendrites), 정보를 판단하고 처리하는 세포체(soma), 지령을 내보내는 발신기 역할을 하는 한 개의 축삭(axon)으로 이루어져 있다. 신경세포들은 신경섬유를 통해 서로 연결되어 신경회로를 형성하는데, 이들 신경세포 간에는 직접 연결되어 있지 않고 20나노미터 정도의 틈새가 있다. 신경세포들은 이러한 틈새를 매개로 서로 정보를 교환한다. 활동전위(action potential)라는 전기신호는 신경섬유를 통해 전달되는데, 틈새를 통과해서 다음 신경세포로 전달되기 위해서는 화학물질이 필요하다. 이 화학물질을 신경전달물질(neurotransmitter)이라고 한다. 신경세포들 간의 정보 전달은 전기신호가 시냅스(synapse)에서 화학신호로 바뀐 후 다음 신경세포에서 다시 전기신호로 바뀌어 이루어진다. 시냅스란 신경세포 종말부에서 신경전달물질을 분비하는 장치와 틈새 모두를 지칭하는 용어다. 즉, 신경섬유와 신경섬유가 근접해 있는 주변 전체를 말한다. 시냅스는 매우 많아 하나의 신경세포는 약 5,000~20,000개 정도의 시냅스를 가진다. 현재까지 알려진 신경전달물질은 약 100여 종이다. 하나의 신경세포는 대개 정해진 한 종류의 신경전달물질만 사용한다. 예컨대, 세로토닌을 사용하는 신경세포는 세로토닌만을 분비한다. 따라서 받는 쪽에서도 그 전달물질이 어디에서 온 것인지는 대강 알 수 있다. 각각의 신경전달물이 뇌의 어디에서 오고 어디에서 시냅스를 만드는가는 대개 정해져 있지만, 확정적인 것은 아니다. 뇌구조는 애매하게 만들어져 있는 부분이 많다. 뇌는 구조뿐만 아니라 기능 또한 애매하다. 바로 이것이 뇌가 뇌다울 수 있는 요소의 하나다. 사람의 기억이나 사고가 애매한 것도 이 때문이다. 이 애매함의 원인은 바로 시냅스에 있다. 신경세포에서 스파이크(spike)가 일어나는 것을 발화(firing)라고 하는데, 발화되었다고 해서 신경전달물질이 반드시 분비되는 것은 아니고, 확률로 정해진다. 시냅스에 따라 확률은 차이가 있다. 예컨대, 근육을 관장하는 운동계 시냅스는 확률이 높아 발화가 되면 거의 100% 신경전달물질이 분비된다. 왜냐하면 근육을 움직이려고 할 때 움직이지 않을 확률이 높으면 곤란하기 때문이다. 근육을 움직이는 신경은 발화가 되면 신경전달물질을 분비하게 되어 있다. 반면에 대뇌 신경세포의 경우에는 확률이 매우 낮아서 발화가 되더라도 신경전달물질의 분비가 20% 정도밖에 일어나지 않는 시냅스가 있다.

### 신경가소성(neuroplasticity)

뇌기능에 관한 국재론(localization)은 뇌의 하나의 부위는 하나의 기능만을 수행한다는 이론이다. 국재론에 입각하여 뇌의 해부학적 구조는 고정되어 있어 변할 수 없으므로 뇌에서 기인하는 인간의 본성도 고정되고 변화되지 않는다고 생각하는 관점이 신경학적 허무주의다. 그러나 신경계는 가소적 성질을 가지고 있다는 사실이 확인됨으로써 신경학적 허무주의는 더 이상 지지를 받기 어려워졌다. 가소성(plasticity)이란 외력에 의해서 변형된 물체가 외력을 제거해도 원래의 상태로 돌아오지 않고 변형을 유지하는 성질을 일컫는다. 예컨대, 점토는 외부의 힘을 가했을 때 부서지지 않고 여러 형태로 변하고, 외부의 힘을 제거한 후에도 변형된 그대로의 상태를 유지한다. 가소성을 뜻하는 영어 plasticity에 해당하는 스페인어 plasticina는 찰흙이란 뜻으로, 영향을 받기 쉬운 물질을 의미한다.

뇌는 일단 지도가 완성되면 이후부터는 전혀 변하지 않는 고정된 구조가 아니라, 들어오는 정보에 따라 그때그때 역동적으로 진화할 수 있다. 즉, 뇌는 타고난 몸이나 환경에 따라 자기조직적으로 자기를 만들어 간다. 한 감각이 손상되면 다른 감각이 그 감각을 넘겨받는 감각치환(sensory substitution)의 과정이 일어날 수 있다. 시각 장애인의 경우에 피부의 촉각 수용체는 망막을 대체할 수도 있다는 뜻이다. 뇌는 다중감각적이어서 한 감각영역이 여러 감각에서 오는 신호를 처리할 수 있다. 즉, 뇌의 청각 부분이 청각뿐만 아니라 시각도 처리할 수 있다. 왜냐하면 모든 감각수용체는 외부에서 오는 자극을 에너지의 종류에 상관없이 모두 전기적 패턴으로 변환해서 신경에 내려보내기 때문이다. 예컨대, 망막을 통해 들어온 빛 정보는 시신경을 따라 시상에 도달해서 후두엽의 시각영역으로 투사되어 시각으로 기능한다. 그런데 시상에서 신경회로를 인위적으로 재배선하여 시각 정보를 측두엽의 청각영역으로 보내도 시각으로 기능할 수 있다. 이는 뇌지도가 역할 분담을 하고 있지만 엄밀한 건 아니고 유연하다는 것을 의미한다. 모든 포유류의 대뇌피질이 6개의 세포층 구조를 이루고 있다는 것은 6층의 세포 구조가 모든 장소에서 두루 쓰이고 있음을 반영한다.

뇌는 손상된 일부 구조를 스스로 바꾸어 새로운 방식으로 기능할 수 있고, 손상된 뇌가 스스로를 재조직하여 제대로 작동하지 않고 있는 부분의 기능을 다른 부분에게 넘겨줄 수도 있다. 뇌의 신경회로는 영구히 고정된 회로가 아니라는 것이다. 실제로, 뇌는 개인적인 삶의 과정에서 스스로 변화하고, 뇌의 해부학적 구조는 사람마다 다르다. 이러한 뇌가소성은 뇌를 풍부하게 하기도 하지만 외부 영향에 취약하게도 한다. 즉, 뇌의 가소성은 변화를 통해 유연하게도 하지만, 한편으로는 뇌의 특정한 가소적 변화가 다른 변화를 일으키는 것을 막음으로써 오히려 경직되게 할 수도 있다. 이를 가소적 역설(plastic paradox)이라고 한다. 예컨대, 고집스런 습관의 일부는 뇌가소성의 결과다.

뇌신경계의 가소성은 학습과 기억의 신경생물학적 기전을 설명하는 핵심적인 바탕이다. 즉, 학습을 통한 기억을 위해서는 시냅스의 해부학적 변화를 필요로 한다. 예컨대, 학습이나 훈련을 지속적으로 받은 뇌는 그렇지 않은 뇌에 비해 신경세포 간의 시냅스가 늘어나 대뇌피질의 부피와 무게가 증가한다.

# 기억과 학습

기억은 정신활동에 필요한 정보를 받아들여 뇌에 기록하고 필요한 때에 이를 꺼내 적절하게 사용할 수 있는 능력으로서, 문제 해결에 필수적이다. 기억은 과거에 대한 정합적인 상을 제공하고, 그 상은 현재의 경험을 일목요연하게 정리하여 우리 삶에 연속성을 제공한다. 따라서 기억은 인간 행동의 핵심적 기반으로 정신 기제의 가장 기본적인 요소가 된다.

기억은 개인의 정체성의 연속을 위해 필수적일 뿐 아니라 문화의 전수와 사회의 진화 및 연속을 위해서도 중요하다. 고대로부터 현대에 이르기까지 인류의 성취는 장기간에 걸쳐 축적된 기억의 산물이다. 기억이 개인의 삶을 풍부하게 한다면, 기억상실은 개인의 자아를 손상하고 과거 및 타인들과의 관계를 단절시켜 사회생활을 어렵게 한다.

심리학의 창시자인 미국의 제임스(James, W.)는 기억을 1차 기억(primary memory)과 2차 기억(secondary memory)으로

구분했다. 1차 기억은 의식의 범위(span of awareness)에 해당하는 단기 과정의 기억 형태로, 현재라는 시공간의 배후에 존재하면서 별 노력 없이도 인출할 수 있는 정보다. 2차 기억은 장기 과정으로, 지식의 영구 기억에 해당하는데, 과거의 일부가 되었기 때문에 인출하려면 노력이 필요하다. 장기 과정의 기억을 2차 기억이라고 명명한 것은 일차적인 학습 후 어느 정도 시간이 경과한 다음에 기억을 되살리는 것을 포함하기 때문이다. 기억이 단일 형태가 아니라는 최초의 주장이 당시에는 별로 관심을 끌지 못했다.

20세기 중엽에 컴퓨터가 발달하면서 1차 기억과 2차 기억은 단기기억과 장기기억의 개념으로 대체되었다. 단기기억은 컴퓨터의 중앙처리장치와 비슷하고, 장기기억은 자료 기반에 해당한다. 새로운 정보는 단기기억에 입력된 후 필요하면 장기기억으로 옮겨져 저장되고, 저장된 정보는 인출에 의해 다시 단기기억에 저장될 수 있다. 즉, 기억은 경험의 어떤 측면은 저장하고 다른 것들은 버리는 능동적 선택 체계로서 전반적인 경험은 처음에 단기기억에 머물지만, 그 경험의 특정 부분만이 고착화되어 장기기억의 일부가 된다.

모든 정신 과정은 뇌활동의 결과로서 생물학적 기반에 근거한다. 정신 기제의 핵심 요소인 기억 역시 다른 뇌활동과 마찬가지로 생물학적 과정의 산물이다. 따라서 기억의 신경생물학적 기전에 대한 이해는 다양한 정신질환의 병태생리를 이해하고 치료적 방법을 강구하는 데 매우 중요하다.

## 기억의 체계

기억은 의식의 범위에 따라 단기기억과 장기기억으로 구분된다. 단기기억은 의식적인 정신활동을 지지하는 기억 체계로, 장기기억에 새로운 정보를 보내고 인출하면서 장기기억과 상호작용을 한다. 작업기억(working memory)은 어떤 과제를 수행할 때 사용되는 단기기억(대개는 외현적 지식이지만 일부 형태의 암묵적 지식도 포함됨)으로서, 정보를 등록하고 회상하는 데 필요한 특수한 단기기억의 창고에 저장되며 컴퓨터의 램 메모리에 해당한다. 장기기억은 과거의 일부가 된 지식의 영구 기억에 해당하는 것으로, 절차기억(procedural memory), 의미기억(semantic memory), 그리고 일화기억(episodic memory)의 세 요소로 구성되어 있다. 절차기억은 기술의 실행과 관련된 기억으로 기억 체계의 특성이 절차적이다. 즉, 절차기억에서는 기술이 의식적으로 접근할 수 없는 방법으로 표상되어 있다. 어떤 기술은 처음 배울 때 의식적 지식에 의존하지만(예, 자판에서 손가락의 위치 기억), 반복적 연습을 통해 절차적으로 된다. 물론, 처음부터 절차적이어서 획득한 지식이 언어로 기술될 수 없는 것도 있다(예, 자전거 타기). 의미기억은 일반적인 지식에 관한 기억이고, 일화기억은 개인적 사건들에 관한 기억이다. 예컨대, 영국의 수도가 런던이라는 것을 아는 것은 의미기억이고, 어제 본 영화에 대한 기억은 일화기억이다. 의미기억과 일화기억은 사실상 정확하게 구분하기가 어렵기 때문에 총칭해서 서술기억(declarative memory)이라고 한다.

한편, 기억하고 있다는 것을 의식적으로 자각하고 있는지의 여부에 따라 기억을 외현기억(explicit memory)과 암묵기억(implicit memory)으로 구분하기도 한다. 외현기억은 저장된 정보를 의식적으로 회상(recall)하거나 재인(recognition)하는 것과 관련이 있으며 서술기억이 이에 해당한다. 반면에, 암묵기억은 과거의 어떤 면들이 의식적 자각 없이 자신의 행동에 영향을 미치는 비서술기억(nondeclarative memory) 과정으로, 절차기억이 이에 해당한다. 사람들이 과거를 잘 의식하지 못하면서도 과거의 영향을 받는 것은 바로 암묵기억의 결과이다. 습관화(habituation)와 민감화(sensitization) 및 고전적 조건화(classical conditioning) 등의 반사적 학습(reflexive learning)은 단순한 형태의 암묵기억 과정에 해당한다. 외현기억과 암묵기억은 서로 다른 해부학적 체계를 가지는데, 해마와 내측 측두엽이 관여하는 외현기억과는 달리 암묵기억은 해마와 내측 측두엽에 의존하지 않고 다른 해부학적 체계를 필요로 한다. 예컨대, 사건과 관련된 감정에는 편도(amygdala)가, 새로운 운동 습관의 형성에는 선조체(striatum)가, 협응된 행동의 학습에는 소뇌가 관여한다.

외현기억은 서로 관련이 있으면서도 뚜렷이 구별되는 네 가지 과정을 거쳐 이루어진다. 부호화(encoding)는 새로 학습된 정보가 등록되는 과정이다. 부호화의 정도와 특성은 학습된 정보를 나중에 얼마나 잘 기억해 낼 것인가를 결정하는 데 매우 중요하다. 고착화(consolidation)는 새로이 등록된 정보를 장기적으로 유지하기 위한 과정으로서 시냅스의 해부학적 변화를 통해 기억을 안정적으로 보존하도록 한다. 저장(storage)은 기억이 특정 부위에서 장기적으로 보존될 수 있게 하는 과정이다. 마지막으로 인출(retrieval)은 저장된 정보를 회상해서 사용할 수 있게 하는 과정으로서, 서로 다른 부위에 개별적으로 저장되어 있는 다양한 정보를 끄집어내어 합성하기 때문에 정보의 왜곡이 일어날 수 있다.

### 기억의 신경생물학적 기전

학습은 환경에서 온 감각신호들의 집합이다. 유기체의 생존에는 학습이 필수적이기 때문에 기본적 형태의 학습은 모든 동물에서 공통적이다. 학습을 통한 기억 저장은 뇌기능의 일부로서 생물학적 과정의 산물이다. 단순한 동물에게서 발견되는 학습과 기억의 생물학적 기전이 진화의 최상층에 위치한 인간에게도 상당 부분 유지되고 있다. 이는 학습과 기억의 생물학적 기전이 진화 과정에서 보존되었다는 것을 의미한다.

한편, 기억은 단일 과정이 아닌 암묵기억과 외현기억의 두 가지 형태를 지닌다. 단순한 동물의 반사적 학습 과정의 세포적 기전을 파악하는 것은 암묵기억과, 더 나아가 복잡한 외현기억의 신경생물학적 기전을 유추하는 데 도움이 된다. 습관화와 민감화는 암묵기억의 생물학적 기전을 밝히는 데 유용하게 사용되는 반사적 학습 과정이다. 앞서 기억은 서로 다른 성질의 단기기억과 장기기억으로 구분된다고 살폈는데 이는 단기기억과 장기기억의 신경생물학적 기전이 서로 상이하다는 것을 의미한다.

### 단기기억의 신경생물학적 기전

바다 달팽이의 일종인 군소(Aplysia)의 수관과 아가미의 반사 행동에 관여하는 신경계는 단순하고 신경세포의 크기가 커서 반사적 학습 과정과 암묵기억의 세포학적 기전을 조사하는 데 유용하다. 군소를 살펴보면 반사적 학습을 통해 감각신경세포와 운동신경세포 간의 시냅스 연결의 효율성이 일시적으로 변할 때 단기기억이 형성된다.

학습에 의한 시냅스 세기의 변화는 매개회로(mediating circuit)나 조절회로(modulatory circuit)의 활성화에 따라 두 가지 방식으로 이루어진다. 매개회로는 감각신경세포, 흥분성 중간신경세포(interneuron), 억제성 중간신경세포 그리고 운동신경세포를 포함하며, 감각신경세포에서 분비되는 신경전달물질은 글루타메이트(glutamate)다. 조절회로는 다른 감각신경세포와 이들에 의해 활성화되는 조절중간신경세포로 구성되어 있고, 매개회로의 감각신경세포의 축삭 말단에서 글루타메이트 분비를 조절한다. 습관화는 무해한 자극을 인지하는 것을 배우는 가장 단순한 형태의 암묵적 학습 과정으로서, 무익하거나 무해한 자극이 반복적으로 주어질 때 이를 무시하는 학습 과정이다. 습관화는 매개회로 내에서 시냅스 연결의 효율성이 감소한 결과다. 시냅스 효율성의 단기적 변화는 시냅스전 말단에서 글루타메이트 분비의 감소에 의해 이루어지며, 이때 시냅스후 글루타메이트성 수용체의 민감성에는 변화가 없다. 습관화에서 시냅스 세기는 동일시냅스적(homosynaptically)으로 조절되는데, 감각신경세포의 시냅스전 말단에서 글루타메이트의 분비가 감소하는 기전에 대해서는 아직까지 잘 알려져 있지 않다. 습관화와는 달리 민감화는 강하고 위협적인 자극을 받은 동물이 이에 대한 방어 반응을 강화하는 것을 배우는 학습 과정이다. 따라서 민감화의 반사적 학습 과정은 습관화보다 더 복잡하고 또 다른 조절회로가 관여한다. 군소에서 꼬리에 가해진 유해한 자극은 아가미의 반사 행동에 관여하는 신경회로의 시냅스 세기를 강화한다. 즉, 꼬리가 자극을 받아 감각신경세포가 발화하면, 조절중간신경세포에서 세로토닌을 분비해서 매개회로의 감각신경세포의 축삭 말단과 세포체에서 느린 시냅스 전위를 산출한다. 이 시냅스 전위에 의해 매개회로의 감각신경세포의 축삭 말단에서 글루타메이트의 분비가 증가한다. 이러한 사실은 학습과 행동에 두 종류의 신경회로가 중요한 역할을 한다는 것을 의미한다. 매개회로는 직접적으로 행동 반응을 일으키는 반면에, 조절회로는 행동 반응에 직접 관여하지는 않고 감각신경세포와 운동신경세포 간의 시냅스 세기를 이질시냅스적(heterosynaptically)으로 조절하여 행동이 학습에 맞게 반응하도록 조정한다. 따라서 조절회로가 기억의 신경생물학적 기전에 핵심적인 역할을 한다.

단기기억이 시냅스 세기의 일시적 변화라는 점은 단기기억의 생성이 새로운 단백질의 합성보다는 기존의 단백질과 분자들에 의해 매개되는 일시적인 기능적 변화에 기인함을 의미한다. 일단 외부로부터 들어온 감각신호가 감각신경세포에서 인지되면 감각신경세포의 축삭 말단에서 글루타메이트가 분비되어 운동신경세포에서 활동전위가 발생하는데, 이때의 활동전위는 일천 분의 수 초 정도밖에 유지되지 않는다. 글루타메이트의 분비를 촉진시켜 단기적인 시냅스 세기의 변화를 유지하기 위해서는 조절회로의 중간신경세포의 활성화가 필요하다.

## 장기기억의 신경생물학적 기전

군소에서 단일 감각신경세포는 약 1,300개의 시냅스전 말단을 가지고 약 25개의 표적세포(운동신경세포, 흥분성 중간신경세포, 억제성 중간신경세포)들과 시냅스를 이루며, 시냅스 말단 가운데 40% 정도에서만 활동전위를 가진다. 장기 습관화의 경우에는 시냅스전 말단의 수가 약 1,300개에서 850개 정도로 감소하고 활동전위를 가진 시냅스 말단의 수는 약 500개에서 100개 정도로 줄어든다. 그러나 장기 민감화의 경우 시냅스 말단의 수는 두 배로 증가하고, 활동전위를 가진 시냅스는 60%로 증가하며, 시간이 경과하면서 민감화 반응이 정상이 되면 시냅스전 말단의 수는 1,500개 정도로 감소한다. 즉, 장기 습관화에서 감각신경세포와 운동신경세포 간의 시냅스전 연결의 수는 감소하는 반면에, 장기 민감화에서는 감각신경세포의 시냅스전 연결의 수가 증가한다. 이러한 변화는 운동신경세포에서도 유사하게 일어난다. 이는 장기기억이 고착화되면 시냅스 세기의 변화가 더 오래 지속되고, 회로 내의 시냅스 수도 달라진다는 것을 나타낸다. 즉, 뇌의 시냅스 수는 고정적이지 않고 학습에 의해 변하며, 장기기억은 해부학적 변화가 유지되는 만큼 지속된다는 것을 의미한다. 단기기억이 안정적인 장기기억으로 전환되는 고착화 과정에는 새로운 단백질의 합성을 필요로 한다.

## 외현기억과 장기증강

과거의 사건들이 의식적 자각 없이 행동에 영향을 미치는 암묵기억에 비해, 외현기억은 의식적으로 되살려져 이미지나 언어로 표현되기 때문에 자동반사적인 암묵기억보다 훨씬 더 복잡하다. 그럼에도 불구하고 무척추동물의 암묵기억 저장의 일부 측면들은 진화 과정에서 보존되어 척추동물의 외현기억이 저장되는 기전으로 유지되고 있다. 이 외현기억에는 해마의 신경회로가 중요한 역할을 한다. 해마의 신경세포는 감각의 양상에 관한 정보를 등록하는 것이 아니라, 주위 공간에 관한 정보를 등록하고 나아가 공간지도(spatial map)를 유지해서 장소에 관한 정보를 처리한다. 외현기억에 중요한 역할을 하는 해마에서 관찰되는 시냅스 강화 기전인 장기증강(long-term potentiation) 현상은 외현기억의 생리적 기반이 된다.

장기증강은 고빈도의 자극을 시냅스전 신경세포에 가했을 때 고빈도의 자극을 가하기 전보다 훨씬 더 큰 시냅스후 반응이 장기간 지속되는 현상으로, 시냅스 전달의 효율이 촉진되는 것을 의미한다. 장기증강은 시냅스의 세기를 강화시킨다는 점에서 무척추동물의 감각신경세포와 운동신경세포 간의 시냅스 세기의 장기강화(long-term facilitation)와 유사하다. 그러나 장기강화는 시냅스 경로에 작용하는 조절전달물질을 통해 이질시냅스적으로 일어나고, 장기증강은 동일시냅스적인 활동만으로도 일어날 수 있다. 외현기억도 암묵기억에서와 마찬가지로 단백질 합성을 필요로 하지 않는 단기기억과 단백질 합성을 필요로 하는 장기기억의 두 단계로 이루어진다는 것을 의미한다.

외현기억과 암묵기억은 그 유사성에도 불구하고, 외현기억에서는 회상이나 재인을 위해 선택적 주의집중을 요한다는 점에서 암묵기억과는 기본적으로 차이가 있다. 선택적 주의집중 및 재강화와 관련된 조절신경회로는 도파민에 의해 매개되는데, 해마에서 도파민의 활동을 차단하면 주의를 집중하고 있는 동물에게서 공간지도의 안정화가 차단되고, 도파민 수용체를 활성화하면 주의를 집중하지 않고 있는 동물에게서 공간지도가 안정화된다. 의식적 과정인 선택적 주의집중은 대뇌피질에서 시작된다. 대뇌피질이 중뇌의 도파민 신경계를 활성화시키면, 중뇌에서 해마로 가는 도파민 신경세포의 말단에서 도파민이 분비되어 해마의 활동을 조절한다. 실제로 장기강화는 세로토닌성 중간조절신경세포의 영향을 받지만, 장기증강은 도파민성 중간조절신경세포의 영향을 강하게 받는다.

기억은 환경에 적응하고 정체성을 유지하는 데 필수적인 정신 기제로 뇌활동의 생물학적 과정의 산물이다. 기억은 중첩적 요소를 지니면서도 서로 독립적인 두 과정인 단기기억과 장기기억으로 구분된다. 단기기억은 시냅스 세기의 일시적인 기능적 변화에서 기인하며, 기존의 단백질과 분자들에 의해

### 스트레스의 이중성

어느 정도의 스트레스는 삶의 필수요소로서 건강을 유지하는 데 필요하다. 스트레스가 없다면 우리는 아무것도 성취할 수 없다. 생리적으로 스트레스가 없는 상태란 곧 죽음을 의미한다. 그런 점에서 권태와 같은 자극의 결여나 반대로 지나친 자극은 사람의 건강을 해칠 수 있다.

적절한 수준의 스트레스하에서는 스트레스가 증가함에 따라 활력이나 열정이 고조되고, 낙관적이거나 긍정적 시각을

**스트레스 곡선(Stress Curve)**

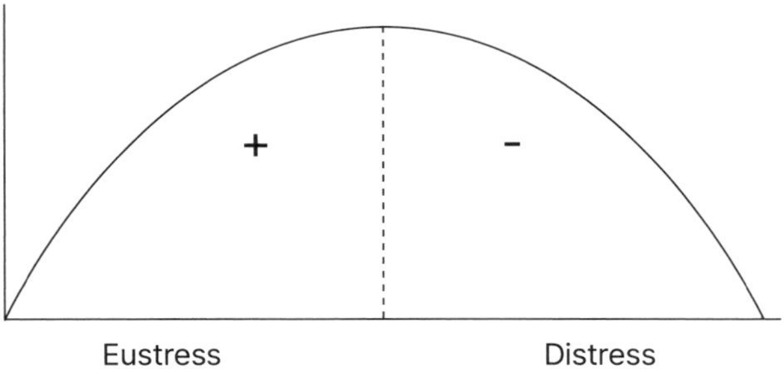


**좋은 스트레스(Eustress)의 기능**

- 활력(viability)
- 정열(enthusiasm)
- 낙천주의(optimism)
- 낙관주의(positive outlook)
- 생산성과 창의성 (productivity&creativity)

**나쁜 스트레스(Distress)의 기능**

- 피로감(fatigue)
- 주의집중력 감소 (poor concentration)
- 우울(depression)
- 비관주의(passimism)
- 저효율과 저생산

견지하며, 창의성과 생산성이 증대되고, 질병에 대한 저항력이 커져 건강이 증진된다. 이런 수준의 스트레스를 긍정적 스트레스(eustress)라 한다. 반면에 스트레스가 증가하여 일정 수준을 넘어서면 피로감과 짜증이 증가하고, 집중력이 떨어져 생산성과 창의력이 저하되며, 비관적 태도와 부정적 시각을 보이고, 질병에 대한 저항력이 떨어져 건강을 해치게 된다. 이런 상태를 부정적 스트레스(distress)라 한다. 그런 점에서 스트레스는 역동적이다.

스트레스 반응은 생체리듬이나 스트레스의 특성 또는 스트레스에 대한 대처방식에 따라 다양하게 변한다. 또한 스트레스의 역치는 개인에 따라 차이가 있다. 라자루스(Lazarus, R.)는 스트레스의 영향을 평가할 때, 스트레스 그 자체보다는 스트레스에 대한 개인의 지각, 즉 지각되는 위험의 정도와 스트레스를 처리하는 데 이용되는 대처기제를 중요시했다. 그래서 취약성(vulnerability)과 대처(coping)라는 개념을 고안했는데, 취약성은 스트레스를 처리하는 데 필요한 대처기술이 부족한 상태를 말하며, 대처란 스트레스를 다루는 개인의 노력을 일컫는다.

### 스트레스의 크기

생활하면서 변화를 겪을 때 그 변화를 스트레스로 느끼는

**홈즈와 라헤 사회재적응평가척도**

| | | | |
|---|---|---|---|
| 1. 배우자의 죽음 | 100점 | 23. 자녀의 출가 또는 가출 | 29점 |
| 2. 이혼 | 73점 | 24. 가까운 사람과의 시비 | 29점 |
| 3. 부부의 별거 | 65점 | 25. 괄목할 만한 업적 | 28점 |
| 4. 교도소 또는 구치소 수감 | 63점 | 26. 배우자의 업무 | 26점 |
| 5. 가까운 가족의 죽음 | 63점 | 27. 학교 입학 또는 졸업 | 26점 |
| 6. 자신의 부상이나 질환 | 53점 | 28. 생활 상태의 변화 | 25점 |
| 7. 결혼 | 50점 | 29. 자기 습관의 수정 | 24점 |
| 8. 직장으로부터의 해고 | 47점 | 30. 상사와의 불화 | 23점 |
| 9. 부부의 화해 | 45점 | 31. 업무시간이나 규정의 변경 | 20점 |
| 10. 퇴직 | 45점 | 32. 이사 | 20점 |
| 11. 가족의 건강의 변화 | 44점 | 33. 전학 | 20점 |
| 12. 임신 | 40점 | 34. 취미활동의 변화 | 19점 |
| 13. 부부 성생활의 불일치 | 39점 | 35. 클럽활동의 변화 | 19점 |
| 14. 가족의 증가 | 39점 | 36. 사회활동의 변화 | 18점 |
| 15. 취업 혹은 사업의 시작 | 39점 | 37. 저당이나 차입금(소액) | 17점 |
| 16. 재정 상태의 변화 | 38점 | 38. 수면시간의 변화 | 16점 |
| 17. 친구의 죽음 | 37점 | 39. 가족이 모이는 횟수의 변화 | 15점 |
| 18. 업무상 배치의 변화 | 36점 | 40. 식생활의 변화 | 15점 |
| 19. 부부싸움의 횟수의 변화 | 35점 | 41. 휴가 | 13점 |
| 20. 저당 또는 차입금(거액) | 31점 | 42. 크리스마스 시즌(연말연시) | 12점 |
| 21. 저당물이나 대출금 | 31점 | 43. 사소한 법률위반 | 11점 |
| 22. 업무상 책임의 변화 | 29점 | | |

정도는 개인의 특성에 따라 다르다. 어떤 사람에게는 괴롭고 짜증나는 자극이 다른 사람에게는 생산적이고 긍정적인 자극이 될 수도 있다. 비록 생활에서 겪게 되는 사건들이 스트레스로 지각되는 정도는 사람에 따라 차이가 있지만, 그렇다고 스

트레스의 크기를 전혀 측정할 수 없는 것은 아니다.

홈즈(Holmes, T.)와 라헤(Rahe, R.)는 개인의 변화와 적응을 필요로 하는 삶의 주요 사건 중 배우자의 죽음을 100으로 기준했을 때 각 생활 사건들의 상대적 크기를 통계적 방법으로 점수화하여 사회재적응평가척도를 개발하였다. 그들은 사회재적응평가척도를 사용하여 생활의 변화량과 질병의 발생 간에 상관관계를 조사한 결과, 일정 기간 동안에 일정량 이상의 누적된 생활사건의 변화량은 질병의 발생과 유의한 상관이 있음을 확인했다. 일반적으로 지난 6개월 동안 겪었던 생활 사건들의 누적점수를 질병의 위험예측지표로 사용한다. 홈즈와 라헤의 사회재적응평가척도는 미국사회의 기준이므로, 문화가 다른 우리나라에 그대로 적용하기에는 약간의 문제가 있다. 예컨대 우리나라에서는 배우자의 사망보다 자식의 사망이 더 큰 스트레스가 되고 있다.

### 스트레스 반응

스트레스 반응은 몸과 마음의 상호작용에 의해 일어나는 복잡한 과정이다. 이 반응은 무의식적 과정과 의식적 과정의 두 경로를 통해 일어난다. 무의식적 과정은 스트레스에 직면했을 때 몸을 각성시켜 필요한 활동을 취할 수 있도록 준비 상태를 유지하게 한다. 이 경우는 교감신경계의 활성화에 의해 일어나며, 부교감신경계는 스트레스 이전의 상태로 회귀하는 데 관여한다. 의식적 과정은 어떤 상황이나 사건 또는 대상을 스트레서로 지각하여 각성의 필요성이나 유용성을 주관적으로 판단하게 한다.

셀예(Selye, H.)는 스트레스를 자극에 대한 신체의 반응으로 정의하면서 유해자극에 대항하는 신체의 비특이적인 반응을 범적응증후군(general adaptation syndrome)이란 개념으로 구체화했다. 범적응증후군은 3단계로 이루어진다. 첫 단계는 경보단계(alarm stage)로서 스트레스에 처음으로 노출되는 시기이다. 이 단계에서는 교감신경계가 활성화되면서 신체가 전반적인 각성 상태에 놓인다. 즉, 에피네프린과 노르에피네프린의 분비가 증가하면서 신체가 어떤 행동(도피 또는 대항)을 취할 수 있도록 준비하는 단계이다. 이 단계에서는 스트레스가 특정 장기에 영향을 미치지는 않는다. 두 번째 단계는 저항단계(resistance stage)로 신진대사가 원활하게 일어나면서 신체가 스트레스에 적응하는 시기이다. 이 단계에서는 스트레스 반응이 특정 기관이나 과정에 집중된다. 이 시기의 적응에너지는 제한되어 있기 때문에 스트레스가 지속될 경우 질병을 야기할 수 있다. 이 경우를 셀예는 적응의 병적 과정이라고 하면서 고혈압, 심혈관질환, 소화성궤양, 갑상선기능항진증, 천식 등을 그 예로 들었다. 마지막 단계는 탈진단계(exhaustion stage)로서 신체가 더 이상 스트레스를 처리할 수 없는 상태이다. 이 단계

**스트레스의 생리적 반응**

| 생리적 변화 | 효과 |
|---|---|
| 심박동과 혈압의 증가 | 뇌, 폐, 사지로 혈류량 증가 |
| 호흡 증가 | 뇌, 근육으로 더 많은 산소 공급 |
| 근육의 긴장 | 신체활동을 위한 준비 |
| 발한 증가 | 가열된 근육을 식힘 |
| 혈류로 포도당과 지방의 유리 | 에너지원의 공급 |
| 소화 작용의 감퇴 | 뇌와 근육으로 혈류량 증가 |

에서는 신체가 더 이상 스트레스에 대응할 수 없어 특정 기관이나 과정의 와해가 일어나고 결국에는 사망에 이르게 된다. 통상적인 스트레스 상황에서는 탈진단계까지 이르는 경우는 드물다.

스트레스에 따른 신경내분비계의 반응은 시상하부에 의해 중재된다. 시상하부는 신경정보를 수용해서 호르몬을 생산하게 하는 중추신경계로서 고차원적인 신경계의 활동을 생리적 반응으로 전환하는 역할을 담당한다. 일단 스트레스와 관련된 자극이 감각기관을 통해 뇌로 전달되면, 뇌에 들어온 스트레스에 대한 정보는 대뇌피질에서 통합되고 조정된 후 시상하부로 전달되고, 여기서 부신피질자극호르몬분비인자(corticotropin releasing factor, CRF)가 분비된다. 시상하부에서 분비된 부신피질자극호르몬분비인자는 뇌하수체를 자극하여 부신피질자극호르몬(ACTH) 분비를 유도하고, 결과적으로 부신피질에서 코르티코스테로이드(corticosteroids) 분비를 촉진시켜 신진대사를 활발하게 한다. 즉, 간에서 포도당을 생성시켜 혈당량이 증가하고, 지방의 분해가 일어나 유리지방산이 증가하며, 가스트린(gastrin)의 분비가 촉진되고, 혈압이 올라간다.

자율신경계도 스트레스에 의해 활성화된다. 스트레스는 부신수질에서 노르에피네프린과 에피네프린의 분비를 촉진시켜 그 결과로 심박동 및 심박출량의 증가, 혈압 및 호흡의 증가, 발한, 동공산대, 위장관 활동의 저하, 근육과 피부의 혈관수축 등이 일어난다. 그 외 다른 신경내분비계의 반응으로서 중추신경계의 도파민신경계와 세로토닌신경계 및 노르에피네프린신경계가 활성화되며, 남성은 테스토스테론이 증가한다. 이러한 일련의 생리적 반응은 신체가 스트레스를 처리하기 위한 준비 작업이다.

뇌와 면역계는 서로 밀접한 연관을 갖고 있어 스트레스는 생체의 면역계에도 영향을 미친다. 예컨대, 스트레스는 단순헤르페스(herpes simplex)와 같은 바이러스 감염에 대한 감수성을 증가시킨다. 만성적인 스트레스하에서 지속적인 코르티코스테로이드의 분비 증가는 면역체계에 필요한 단백질의 합성을 방해할 뿐만 아니라 T-임파구와 자연살상세포(natural killer cell)의 활성을 저하시킨다.

## 스트레스에 영향을 주는 인자들

스트레스를 경험한 모든 사람이 질병이나 건강상의 어려움을 겪는 것은 아니다. 스트레스와 질병 간의 관계는 선형적이지 않고 개인의 특성이나 환경적 요인과 같은 다양한 인자에 의해 영향을 받는다. 개인이 생활상의 변화나 사건을 어떻게 받아들이고 해석하느냐에 따라 생리적 결과나 심리적 결과가 달라지는 것이다. 비록 환경에 따라 달리 반응할 수도 있지만, 주어진 환경에서 보이는 특징적인 반응 양상은 비교적 고정되어 있다. 스트레스 상황에 적개심이나 분노로 반응하는 경우에 교감신경계의 활성이 증대되고, 스트레스로 지각되는 사건도 증가한다. 결국에는 교감신경계가 활성화되는 빈도나 강도가 증가함으로써 건강에 부정적 영향을 끼칠 가능성이 훨씬 증가한다. A형 인격(type A personality)의 예가 가장 잘 알려진 경우이다. A형 인격의 특징은 인내심이 적고 시간에 쫓기며 경쟁적이고 적대적이다. 이런 행동 특성을 나타내는 사람에서는 관상동맥질환의 빈도가 높은 것으로 알려져 있다. 스트레스 상황을 자신이 제어할 수 없는 상태로 인식하는 경향도 과도한 스트레스 반응과 관련이 있다. 예컨대, 학습된 무력감(learned helplessness)은 자신이 제어할 수 없거나 피할 수 없는 자극을 받았을 때 보이는 절망적인 정서적 반응을 말하는 데, 심지어 도피가 가능한 경우에도 자극이 사라질 때까지 도피를 시도하지 않는다. 이 학습된 무력감은 우울증의 모델로 이용되고 있으며, 스트레스의 효과에 있어서 개인 간의 차이를 이해하는 데 도움이 된다. 스트레스를 유발하는 사건을 위협으로 지각하지 않고 도전으로 지각하는 성향도 스트레스 반응에 있어 개인 간의 차이를 설명하는 중요한 근거가 된다.

스트레스에 대한 대처방식도 스트레스 반응에 영향을 미친다. 대처방식이 적응적이면 스트레스가 개인에 미치는 영향이 약화되지만, 비적응적이면 일부 영역에서의 기능 장애가 초래되거나 그 개인이 속한 사회에서 용납되지 않는 반응이 나타난다. 예컨대, 화나는 상황에서 술로 대처할 경우 당장에는 스트레스 반응을 해소하는 데는 도움이 될 수 있지만, 과다할 경우 직장이나 사회생활에서 여러 가지 곤란을 겪을 수 있다. 또한 스트레스 상황에 직면해서 이를 적극적으로 수정하는 능동적 대처방식을 견지하거나, 수동적으로 스트레스 반응을 회피할 수도 있다. 능동적 대처방식과 수동적 대처방식 모두 처해 있는 상황에 따라 적응적이거나 비적응적일 수 있다. 스트레스에 대한 대처방식에 있어 좋거나 나쁘다는 판단은 그 반응의 결과를 보고 알 수 있다. 즉 어떤 경우에는 적극적 태도가 스트레스에 대처하는 데 매우 효과적이지만, 다른 상황에서는 오히려 스트레스가 끝날 때까지 수동적으로 기다리는 것이 최선의 선택이 될 수 있다. 예컨대, 업무와 관련된 스트레스에 있어서 대개는 소극적 회피보다는 적극적 대처가 스트레스를 약화시키는 최선의 방책이지만, 스트레스와 관련해서 아무런 힘이나 통제력을 갖지 못하고 있는 상황에서는 수동적 대처가 최선의 방식이 될 수도 있다.

스트레스가 발생할 때의 환경적 상황이 스트레스 반응을 결정하는 데 때로는 중요한 역할을 한다. 예컨대 사회적 지지체계의 이용 유무, 교육수준, 소득, 소음, 공해 등이 스트레스 반응에 영향을 미칠 수 있다. 특히 사회적 지지(예, 가족이나 친지의 공감)는 스트레스를 경감시키는 데 효과적이다. 사회적 유대관계의 결여는 흡연에 상응할 정도로 질병의 위험요인이 되며, 사회적 격리는 음주나 비만보다 질병의 위험요인과 더 관련이 있는 것으로 알려져 있다. 사회적 지지가 건강에 어떻게 영향을 미치는가에 대해서는 아직까지 불명확하다. 그렇지만 주위에 있는 지지자가 예방적인 보건행위를 권하거나 사회적 지지를 표현함으로써 스트레스에 대한 생리적 반응을 보다 직접적으로 완충한다는 의견도 있다. 다른 환경적 요인으로서 빈곤이나 사회적 불이익 등은 그 자체가 건강에 부정적인 스트레스의 근원이 될 수 있다. 빈곤계층은 영양이나 규칙적인 운동, 스트레스에 대처하는 데 요구되는 교육이나 대처기술의 습득 기회, 재정 등의 대처자원이 상대적으로 빈약하다.

“우리는 향후 심리학에 있어서 모든 개념이 언젠가는 기질적 토대에 기초하게 될 것이라는 사실을 생각해 보아야 한다. 아마도 특별한 물질들과 특별한 화학과정이 심리적 활동을 조절하게 될 것이다.”

–프로이트(Freud, S.)

# 신경증과 정신병

사람들은 신경증(neurosis)보다 신경증의 독일어 표현인 노이로제(neurose)라는 단어를 더 친숙하게 느낀다. 신경증을 뜻하는 neurosis의 어원은 신경을 뜻하는 그리스어 네우론(neuron)과 질병 또는 비정상 상태를 의미하는 접미사 오시스(-osis)에서 유래한다. 1796년 스코틀랜드 의사 컬렌(Cullen, W.)은 생리학적으로 설명이 안 되는 신경계의 증상이나 장애를 설명하기 위해 신경증이란 용어를 처음으로 사용했다. 현재 사용하고 있는 신경증의 개념은 프로이트에 의해 재정립되었는데, 이제는 더 이상 정신의학적 진단명으로는 사용하지 않는다.

신경증은 살아가면서 겪게 되는 다양한 문제들, 특히 개인의 내면에 자리하고 있는 심리적 문제들을 극복하고자 하는 과정에서 나타나는 반응이다. 심리적 문제나 갈등은 어린 시절의 외상적 경험으로 인해 원만하지 못한 대인관계에서 생기는 마음속의 불안에서 비롯한다. 그런 면에서 신경증은 근본적으로 대인관계의 병리로 볼 수 있다. 신경증의 증상은 불안이 직접적으로 느껴지는 불안 반응(불안장애)으로 나타날 수 있고, 불안이 신체적인 증상(전환장애, 신체화장애)이나 해리 현상(해리장애)으로 전환될 수 있다. 또 어떤 특정 대상이나 상황에 전치되어 공포증(공포장애)이 생기기도 하고, 반복적인 생각이나 행동(강박장애)으로 나타날 수도 있다. 하지만 환자는 자신의 마음속의 갈등을 의식하지 못하거나 자신과 증상의 관계를 알지 못하기 때문에, 신경증의 증상들은 환자 자신에게는 부조리하게만 느껴진다. 예컨대, 불안장애의 경우에 외관상 이렇다 할 이유 없이 갑작스럽게 불안 반응이 생기고, 광장공포증은 아무 이유 없이 사람들이 많은 곳에 가지 못하고 그런 곳을 기피하게 한다. 전환장애에서는 체면 유지의 역할은 인식하지 못한 채, 현실도피의 일환으로 수족의 마비 현상을 보인다. 강박장애의 경우는 싫거나 고통스러운 생각들이 끊임없이 뇌리에 파고들고, 의미 없는 의식적 행위(rituals)를 되풀이하지 않으면 불안해서 견디지 못한다.

과거의 고전적 개념에서는 정신병(psychosis)도 신경증처럼 정신역동적으로 삶의 과정에서 겪게 되는 심리적 문제나 갈등에 대한 반응으로 보았다. 그런 관점에서는 신경증과 정신병 간에 명확한 구분이 어렵다. 즉, 정상과 신경증과 정신병은 무지개의 다양한 색깔과 같은 것으로, 이들 사이에는 연속성이 있다고 이해한다. 그래서 신경증으로 시작해서 나중에 정신병이 되는 경우가 있고, 정신병이 회복되면서 신경증의 흔적을 남기는 경우도 드물지 않다. 정상과 신경증과 정신병은 연속적인 스펙트럼상에 있어서 장애의 심한 정도에 따라 이들을 구분한다. 신경증과 정신병의 구별은 정신병리적인 면과 치료적인 면도 있겠지만 무엇보다도 증상적 측면이 우선적이다. 오늘날 현대적 개념에서는 정신병을 심리적 장애가 아닌 일종의 뇌질환으로 보기 때문에, 신경증적 장애와 정신병적 장애는 질적으로 서로 다른 별개의 독립된 질환으로 이해한다.

일반적으로 정신병은 신경증에 비해 인격장애가 더 심각함을 내포하고 있다. 불안에 대한 신경증적 방어는 대개 대치적이거나 상징적인 데 반해, 정신병적 방어는 보다 극단적이고 퇴행적이며 현실을 무시한다. 인격의 통합이라는 측면에서 신경증은 통합이 유지되나, 정신병에서는 인격의 왜곡이나 와해가 심하고 사회적 기능도 크게 손상되어 있다. 신경증에서는 내적 경험이 외적 행동을 크게 혼란시키지 않고 이상한 행동을 나타내지 않지만, 정신병에서는 주관적인 경험과 현실의 구별 능력이 크게 지장을 받고 성격 전체에 변화가 온다. 신경증에서는 현실검증에 심각한 장애가 없고, 자아는 비교적 건전하게 유지되며, 현실 회피도 부분적이고 외견상 인격의 손상이 거의 없다. 마이어(Meyer, A.)는 이를 가리켜 신경증은 부분 반응이고 정신병은 전체 반응이라 했다. 신경증에서는 현실의 양적 변화는 있을지언정 아주 비현실적인 언행을 하는 경우는 없지만, 정신병의 경우에는 현실이 질적으로 변한다. 프로이트에 의하면 신경증은 현실의 존재를 부정하지는 않고 다만 무시하려고 하지만, 정신병은 아예 현실을 무시하고 그 것을 다른 것으로 대체하려고 한다. 따라서 정신병에서는 현실 판단을 투사 같은 방법으로 그릇되게 한다. 예컨대, 주관적이고 무의식적인 죄의식이 남이 자기를 항상 감시하고 있다는 그릇된 믿음으로 투사되는 경우다. 이런 종류의 투사는 신경증에서는 볼 수 없다. 사회적응의 기능 중에서 가장 늦게 발달하는 언어는 신경증에서는 별로 지장을 받지 않는다. 하지만 정신병에서는 상당한 지장이 초래되는 경우가 많고, 무의식의 내용이 직접 언어로 표현되어 나타난다. 정신병에서의 반응은 신경증에 비해 훨씬 더 원시적이고 퇴행적이다. 예컨대, 의식이 명료한 신경증 환자가 창피함을 모르고 대소변을 가리지 못하는 경우는 없다.

오늘날에는 고전적 개념의 신경증과 정신병 간의 구분을 사용하지 않는다. 1980년 미국정신의학회에서는 정식으로 공황장애를 진단적 실체로 인정하면서 더 이상 신경증(예, 불안신경증)이라는 진단을 사용하지 않는다. '정신병적(psychotic)'이라는 용어도 정신역동적 기전, 병식 또는 현실검증능력에 대한 가정을 포함하지 않고, 단순히 환각이나 망상 또는 명백히 비정상적인 행동들, 예컨대 과도한 흥분 및 과잉행동, 우울이나 불안에 의하지 않은 지속적인 사회적 위축, 현저한 정신운동지체 및 긴장성 행동 또는 와해된 행동 등의 존재를 의미하는 데 국한해서 사용한다.

제2장

# 정신질환의 핵심 증상

"우리는 어머니의 품속에 있는 유아를 지켜봐야 하며,
그가 처음으로 외부세계를 본 순간 그 마음 깊이 투영된 외부세계의
첫 영상을 봐야만 한다. 그가 목격한 최초의 사건에서 우리는 그의
마음속에 잠자고 있는 생각의 힘을 일깨우는 첫 단어를 들어야 하며,
그의 생활방식을 좌우하는 편견이나 습관과 열정을 이해하려면
그의 초기 행동들을 찾아보아야 한다."

-토크빌(Tocqueville, A.)

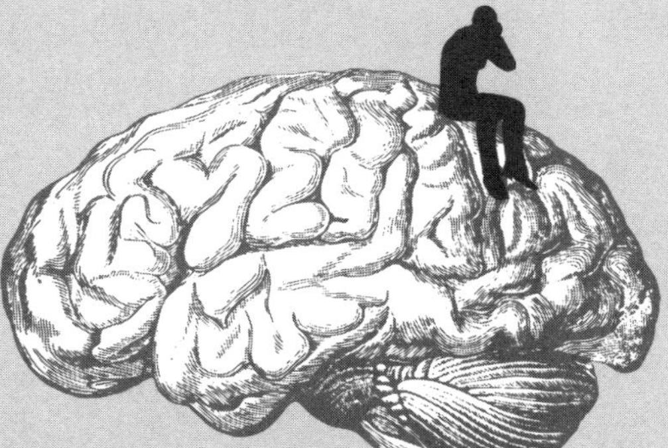

○

"우리가 아는 두려움은 아무것도 모른다는 것이다."

-오든(Auden, W. H.)

# 불안과 공포

**불안**은 인간의 가장 보편적인 정서로서 위험이나 고통이 예상되거나 그것에 직면했을 때 마음이 긴장되고 불쾌해지는 상태를 말한다. 이는 미리 예견되거나 이미 닥친 위험에 대한 효과적인 대책을 세우는 데 도움이 된다. 따라서 불안은 특수한 환경에 적응하기 위한 생체의 가장 기본적인 반응이다. 예컨대, 사람들은 중요한 시험을 앞두거나 면담을 해야 할 때 또는 대중 앞에서 연설을 해야 할 때 불안을 느끼게 된다. 통상적으로 이런 불안 현상은 불안이 요구되는 상황에 한해서 적당히 일어나며, 상황이 종료되면 불안도 사라지고 그런 상황 이외에서는 결코 반복되지 않는다. 이러한 불안은 누구에게나 있을 수 있는 현실적인 불안이자 정상적인 불안이다. 그러나 어떤 경우에는 불안의 출현이 쉽게 습관화되고, 불안하지 않은 상황에서도 불안해하며, 적은 자극에도 쉽게 불안을 반복해서 느낀다. 이런 경우의 불안은 어떤 뚜렷한 대상이 없이 그저 막연하게 느껴진다. 장차 위태로운 일이 닥칠 것 같아 공연히 마음이 긴장되고 겁을 집어먹으며, 직면하는 모든 일이나 생각나는 모든 사태가 불안의 대상이 된다. 어떤 사람은 미치지 않을까 걱정하기도 하고, 암이나 심장병 같은 심각한 병에 걸려 죽지나 않을까 걱정한다. 차를 탈 때마다 교통사고가 나지나 않을까, 갑자기 정신을 잃고 쓰러지지나 않을까, 불의의 죽음을 맞이하지는 않을까 걱정하는 등, 매사가 근심 걱정거리가 된다. 이런 상태는 병적 불안 상태로서 불안의 정도가 심해 견디기 힘들고 일상생활에 지장을 초래한다. 모든 정신병리의 가장 핵심에는 병적 불안이 자리하고 있고, 불안을 다루는 과정에서 다양한 증상들이 발현된다.

불안 상태에서는 자율신경계가 항진되어 심장이 빨리 뛰고 가만히 있어도 숨이 찬다. 손바닥에 식은땀이 나고 가슴이 답답하며 숨쉬기가 힘들고, 소화도 안 되고 입맛도 떨어진다. 소변이 자주 마렵고 소변 후에도 잔뇨감을 느끼며, 잠들기도 힘들어지고 악몽에 시달린다. 사소한 일에도 짜증이 나고 근육이 늘 긴장되어 있어 쉽게 피로하고 어지러우며 두통이 따른다. 이런 증상들 때문에 몸이 걱정되어 의사의 진찰을 받았으나 뚜렷한 병이 발견되지 않아 신경성이란 얘기를 듣는다.

사례) 41세 교사인 황 씨는 특별한 이유 없이 스트레스를 느낄 때마다 불길한 생각이 들면서 걱정으로 마음이 조마조마해지고, 식은땀이 나며

때때로 현기증이 생기면서 불안해졌다. 그럴 때는 긴장을 해소하기 어렵고 늘 미래에 대해서 불안을 느꼈지만 며칠만 지나면 괜찮아졌다. 그러나 4개월 전부터는 이런 증상들이 두드러지게 악화되었는데, 비슷한 증상들이 느닷없이 강력한 발작 형태로 나타났다. 발작은 10~15분 정도 지속되었고, 이런 발작이 1주일에 2~3차례 일어났다. 발작 시에는 심장이 너무 강하게 뛰어 심장마비로 죽지나 않을까 하는 생각이 들어 황 씨는 발작을 몹시 두려워했다. 발작이 최고조에 이르렀을 때는 숨쉬기가 힘들어 질식할 것 같은 느낌이 들었다. 그는 발작이 언제 일어날지 알 수 없다는 걸 너무 괴로워했다. 외출 시에 발작이 올지도 모른다는 두려움 때문에 혼자서는 외출을 못 하고 부인이 동행할 때만 겨우 외출을 할 수 있었다. 그는 결국 직장에 2개월의 병가를 신청했다.

불안의 정도가 심해 일상생활에 지장을 초래할 정도면 그에 합당한 대책을 강구해야 한다. **불안의 대책**으로서 첫째, 신체 증상들은 신체의 병이 아니라 마음의 불안에서 기인하는 불안 증상이라는 사실을 받아들이는 것이, 치료의 시발점이 된다. 정신적 문제를 신체의 문제로 생각하는 한 문제의 해결 방법은 없다는 사실을 명심해야 한다. 둘째, 무엇 때문에 불안한지 불안한 까닭을 생각해 본다. 아무런 이유 없이 막연하게 불안한 것 같지만 거기에는 분명한 이유가 있다. 불안 증세가 나타나기 전의 걱정스러웠거나 충격을 받았던 일들을 상기해 보고, 현재의 불안한 상태와 어떤 인과 관계가 있는지를 검토해 본다. 그러고 나서 현재 처해 있는 현실의 여건을 점검해 본다. 아마 현실에서 해결해야 할 여러 문제들이 있을 것이다. 그중에는 자신의 능력으로 도저히 해결할 수 없는 문제도 있을 것이고, 그로 인해 실의와 좌절감에 빠져 본 적도 있을 것이다. 현재의 문제에서 불안의 원인을 찾을 수 있으면 불안은 훨씬 가벼워지고, 불안을 극복할 수 있는 힘도 갖게 된다. 불안은 불안의 원인을 모를 때 더 불안해진다. 셋째, 불안이 어떤 의미를 지니고 있는가를 생각해 본다. 불안은 현재 직면하고 있는 현실의 여러 문제들을 통찰할 기회를 제공해 준다. 즉, 과거에서부터 체험한 감정들을 검토해 보고 정리할 기회를 줌으로써, 잠재해 있던 갈등을 해결하고 원숙한 사람이 될 수 있는 계기를 마련할 수 있다. 마지막으로 불안하더라도 일을 해야 한다. 불안 때문에 평소 하던 일을 멈추거나 직장을 쉬는 것은 바람직하지 않다. 일을 하는 것 자체가 불안 해소에 도움이 된다. 그리고 운동이나 취미 생활, 오락 활동을 즐기고 적당한 휴식을 취하는 것이 불안에 대처하는 데 도움이 된다. 혼자 이렇게 하는 것이 힘들 때는 주저하지 말고 전문가를 찾는 것이 좋다.

**공포**는 특정한 대상이나 상황에 직면했을 때 두려워하는 마음의 상태라는 점에서, 뚜렷한 대상이 없거나 상황이 아님에도 불구하고 그저 막연하게 두려운 마음의 상태인 불안과 구별된다. 혼자 있거나 사람이 모인 곳에 가는 것을 두려워하여 복잡한 거리나 시장 또는 백화점 등에 가지 못하고, 터널을 통과하기 어렵거나 지하철을 이용하지 못한다. 집에서 멀리 떨어진 곳에 가는 것이 무서워 집 밖으로 나가지 못하게 되고 심하면 방 안에서만 사는 경우도 있다. 두려워할 필요가 없다는 사실을 잘 알고 있음에도 막상 그런 상황에 직면하면 무서움에 압도당해 두려운 상황이나 대상을 회피하게 된다. 사람과 접촉하거나 사람들 앞에서 발표할 때 두려워지는 경우도 있다. 공중화장실을 사용하기가 두렵고, 사람들 앞에서는 손이 떨려 글을 쓰지 못하기도 한다. 특정한 대상을 두려워하는 경우로서는 특정 동물을 두려워하거나 뾰족한 물건을 보면 두려워하는 경우를 들 수 있다. 이러한 공포는 자신이 생각하기에도 한심하고 불합리하지만 그 이유를 알지 못한다. 비록 두려움과 회피행동으로 인해 개인적 고통이 따르지만 일상생활이나 사회적 기능에 지장이 없다면 별로 문제가 되지 않는다. 하지만 두려움의 정도가 심해 사회생활에 지장이 초래될 때는 그에 대한 대책이 필요하다.

사례) 대학 졸업 후 줄곧 마케팅 회사에서 근무하고 있는 24세 노 씨는 뛰어난 업무 수행으로 입사 동료들보다 먼저 승진하였다. 그런 그가 새롭게 떠맡은 일은 매달 월례회에서 동료들에게 판매실적을 발표하는 일이었다. 과거 공식적인 자리에서 발표를 해본 적이 없었던 노 씨는 첫 월례회가 몹시 부담스럽고 두렵게 느껴졌다. 심지어 발표하는 자신의 모습을 상상만 해도 몸이 떨리며 얼굴이 화끈거리고 심장이 빨리 뛰었다. 그는 가능한 한 짧게 발표하려고 마음을 먹었지만 막상 발표를 시작하자 몸이 떨리고 경직되며 숨이 가쁘고 가슴이 벌렁거렸다. 또 식은땀이 비 오듯 하였고, 쓰러질까 봐 두려워 발표대를 내내 꽉 붙들고 있었다. 그런 모습을 본 상사는 그가 곤경에 처했다고 생각하고 판매실적은 자신이 발표하겠으니 노 씨는 질문에만 간단히 대답하라고 했다. 이후에도 노 씨는 다른 업무는 잘 수행하였으나 월례회에 참석하는 것은 몹시 두려워했다. 그는 결국 다음 월례회를 며칠 앞두고 정신과 전문의의 상담을 받기 위해 2주간의 휴가를 신청하였다.

**공포의 대책**으로, 먼저 무리하게 두려운 상황에 접근하지 않는 것이 바람직하다. 반복해서 공포를 경험하게 되면 공포가 습관화되어 증상이 더 악화되기 때문이다. 무섭지 않을 정도까지만 접근하고, 자신감이 생기면 점진적으로 두려운 상황이나 대상으로 접근해 가는 것이 공포를 해결하는 방법이다. 경우에 따라서는 이와 달리 감내하기 힘들 정도의 엄청난 공포 상황에 노출시켜 공포를 극복하는 방법도 있다. 이렇게 해서 해결되지 않을 경우에는 전문가의 도움을 받을 수밖에 없다. 왜냐하면 공포는 스스로의 노력으로 해소하기 힘든 경우가 많기 때문이다.

○

"눈물이 나오지 않는 슬픔은 다른 신체기관을
울게 할 수 있다."

-모즐리(Maudsley, H.)

## 우울과 조증

**우울**은 비교적 객관적 상황과는 관계없이 병적 상태에서 일어나는 정서의 병리 현상이며, 통상적으로 생리적인 변화가 동반된다. 그에 비해 슬픔은 인간의 정상적인 정서로서 어떤 중요한 대상을 상실한 후 일정 기간 서러움과 연민을 느끼는 상태다. 우울할 때는 모든 생활이 슬픈 느낌으로 차 있고, 자신감이 없으며 자존감이 저하되어 있다. 삶의 의욕은 저하되고, 생활의 재미나 즐거움을 느끼지 못하며, 매사가 짐처럼 느껴진다. 정신운동이 지연되어 생각이 잘 되지 않고, 주의집중력이 떨어져 기억력이 저하되며, 미래의 실패에 대한 불안이나 우려 때문에 우유부단해진다. 사소한 일에도 쉽게 피곤함을 느끼고, 소화가 안 되며, 식욕과 체중이 특별한 이유 없이 감소하고 리비도가 저하되어 성욕이 감소해 발기도 힘들어진다. 막연히 몸 여기저기가 아프고, 잠을 이루지 못하거나 새벽녘에 잠이 깨서는 다시 잠들기 힘들다. 삶에 대한 희망이 없고 지나간 과거가 자꾸 후회되며, 앞날이 어둡고 불운이 닥칠 것 같은 기분에 젖는다. 스스로 자신은 인생을 즐길 가치가 없는 쓸모없는 존재라고 느낀다. 어떤 전문가는 우울증에 빠질 경우에 소위 네 가지 맛, 즉 사는 맛, 입맛, 잠자는 맛, 섹스하는 맛이 없어진다고 표현하기도 한다.

사례) 32세 가정주부로 4살과 6살 된 두 아이를 둔 김 여사는 지난 수 주 전부터 자꾸 눈물이 나오고 불행하다는 느낌이 든다고 호소하였다. 정신과적 기왕력은 없었고, 3년 전 남편이 승진하면서 현재 있는 곳으로 이사를 왔다고 한다. 그는 어린이집을 운영하면서 이웃들과 잘 어울렸지만, 수개월 전 함께 어린이집을 운영하던 친구가 이사를 가는 바람에 어린이집 운영을 그만두었다고 한다. 사회적 활동을 그만두면서 아이들에게 더 집착하게 되었고, 이웃들과의 어울림도 점차 줄어들면서 삶의 의욕을 잃어 과로가 없었음에도 쉽게 피로감을 느꼈다고 한다. 새벽녘에 잠을 깨서는 다시 잠들기 힘들어지고, 먹는 것으로 위안을 삼아 체중이 7kg이나 늘었다고 했다. 지난주부터는 피곤해서 아이들을 제대로 돌보지 못한 데 대해 자책하고, 스스로 아무런 가치가 없는 사람이라는 생각이 머리를 떠나지 않는다고 하였다. 자신이 매력적이라는 느낌이 들지 않고, 성에 대한 관심이나 욕구도 사라져 남편을 실망시킨 데 대한 죄책감을 많이 느끼고 있었다. 그는 삶의 즐거움을 잃어버렸고, 혼자 있을 때는 이유 없이 저절로 눈물이 나온다고 하였다.

**우울의 대책**으로서는 우선 왜 그렇게 우울해졌는가를 생각해 보아야 한다. 가까운 사람의 죽음이나 실연 혹은 자존감의 손상을 초래한 어떤 사건, 또는 평소 중요하게 여기던 대상이나 가치의 상실 등이 우울의 계기가 될 수 있다. 즉, 자신에게 보람을 가져다주었던 중요한 가치의 상실이 우울의 원인이 될 수 있다. 그다음엔 자신의 성격을 생각해 본다. 대체로 책임감이 강하고, 이상이나 도덕 수준이 높으며, 끊임없이 운명과 싸우면서 남들에게 뒤지지 않기 위해 부지런히 노력하고, 항상 완벽한 것을 추구하는 경향이 있을 수 있다. 이런 성격의 소유자는 어떤 사건을 계기로 생의 보람을 상실할 경우, 쉽게 심한 자책감에 빠지게 된다. 자책감 때문에 실망해서 자신을 초라하고 무능력한 사람으로 여긴다.

한편, 겉으로는 아주 독립심이 강한 듯 보이지만 실제 내면에는 다른 사람에 대한 의존심이 깊게 자리 잡고 있어, 자신의 생각대로 살기보다는 남들의 생각에 더 신경을 쓴다. 항상 다른 사람들로부터 버림받지나 않을까 해서 눈치를 보면서 사는 경향이 있다. 언제나 자신을 희생하고 손해를 보면서도 상대방을 만족시키려고 노력하다가, 상대방과 헤어지거나 갈등으로 관계가 끊어졌을 경우, 쉽게 실의에 빠져 자신은 보잘것없는 무능한 존재라고 자책을 많이 한다. 이러한 성격적 특성은 대인관계나 일상생활에서 어떤 고통스러운 사건을 경험했을 때, 쉽게 좌절하거나 낙담하게 만든다. 즉, 고통스러운 사건이 자신을 무능하고 무가치한 존재로 느끼게 하므로 우울해지는 것이지, 결코 자신이 무능하고 무가치한 존재이기 때문에 우울에 빠지는 것이 아니다. 스스로 무가치하거나 무능하다고 생각하는 것은, 그런 외상적 경험 때문에 스스로 자신의 모습을 그렇게 느끼는 것일 뿐이지, 그것이 결코 자신의 객관적인 모습이 아니라는 사실을 명심해야 한다. 따라서 우울할 때는 우울의 원인이 되었을 만한 사건을 상기해 보고, 자신이 그 사건에 어떻게 반응했는가를 생각해 보아야 한다. 그리고 자신이 느끼는 것처럼 정말 그렇게 자신이 무능력하고 무가치한 존재인가를 다시 한번 돌이켜 생각해 보면서, 자신이 미처 생각해 보지 못한 재능이 무엇인지를 찾아보아야 한다. 사람은 누구나 자신만의 특출한 재능을 갖고 있다. 그런 재능을 찾아 꿈과 미래를 키우면 된다. "재능은 각기 다르다. 세상은 참으로 공평하게 모든 만물에 골고루 재능을 부여했다. 내(다람쥐)가 산을 짊어질 수 없지만 너(산)도 밤을 까지는 못한다." 에머슨(Emerson, R. W.)의 시에 나오는 내용이다.

다음으로 우울할 때는 책을 보거나 음악을 듣거나 등산이나 낚시와 같은 오락에 마음을 돌려보는 것도 도움이 된다. 물론 오락 자체를 즐길 마음의 여유가 없을지도 모르지만, 적어도 오락을 하는 시간 동안은 번민으로부터 벗어날 수 있다. 또한 사람들과의 접촉을 통해 우울한 심정을 털어도 보고, 자신이 할 수 있는 일 가운데 작은 것부터라도 시작하는 것이 도움이 된다. 바이런(Byron, G. G.)은 "바쁜 사람은 눈물을 흘릴

시간이 없다."라고 했다. 이렇게 해서 우울이 극복되지 않거나 우울의 정도가 스스로 해결할 수 없는 수준이고, 아무리 생각해도 우울의 계기가 될 만한 연유를 찾기 힘든 경우에는 전문가를 찾아 약물치료나 정신치료를 받아야 한다.

**조증**은 기분이 좋을 만한 외적 여건 등의 객관적 상황과는 관계없이 기분이 고양되고 자존감이 높아지며 말이 많아지고 목표 지향적 행동이 증가하는 등의 병적인 정서 상태를 말한다. 비정상적으로 고양되고 과민한 기분이 뚜렷하게 일정 기간 지속된다. 고양된 기분은 행복감에 도취되었다가 시간이 경과하면서 과민한 기분으로 변화하는 양상을 보인다. 높아진 자존감은 과대사고나 과대망상으로 발전하고, 평소보다 말이 많거나 말을 계속하고 싶은 욕구가 있으며, 사고가 비약하거나 생각이 많아진다. 주의가 산만하고 무모하게 여러 가지 일들을 벌이고, 성적으로 난잡한 행동을 나타내기도 한다. 고통스러운 결과가 초래될 가능성이 높은 쾌락적인 활동에 지나치게 몰입하기도 한다. 술을 과도하게 마시거나 도박에 빠지기도 한다. 충동적으로 행동하는 데 확신과 목적을 갖는 것처럼 보인다. 가끔씩 종교적, 정치적, 경제적, 성적 그리고 피해적 사고에 과도하게 집착하기도 하는데, 이는 복잡한 망상체계로 발전할 수도 있다.

사례) 37세 기혼자로 자유 기고가인 강 씨는 기분이 우울한 기간 동안에는 기력이 없고 집중이 안 되며 성에 대한 관심이나 욕구가 거의 없고, 반대로 다행감을 느낄 때는 기력이 솟구치고 한꺼번에 많은 일을 해치운다고 한다. 처음에는 일이 잘 풀리고 좋았지만 얼마 지나지 않아 자신이 자기 분야에서 세계적 전문가라는 거만한 생각이 들었다고 했다. 그는 어렵고 복잡하며 많은 정성을 기울여야 하는 집필 활동에 자발적으로 참여했으나, 다행감의 기간이 지나자 비로소 그것이 자신의 능력 밖이었다는 사실을 깨닫기 시작했다. 곧이어 자신이 처음 약속했던 것과는 달리 너무 엉망이 되어 버린 결과를 바로잡느라 몹시 당황스러웠다고 했다. 그동안 그는 거의 자지 않았고, 성욕도 왕성해져 가끔씩 바람도 피웠고, 과속으로 속도위반 딱지도 여러 번 떼였다고 했다. 현재 강 씨의 기분은 저하되지도 고조되지도 않은 상태다. 그에 의하면 자신은 1년에 6개월 정도는 정상이고, 기분이 고조된 시기와 저하된 시기는 각각 3개월 정도라고 했다.

**조증의 대책**은 조증 증상으로 인한 자신과 가족 그리고 사회의 피해를 방지하는 것이 매우 중요하다. 증상이 가벼울 때는 외래치료가 가능하지만 실제로는 극히 드물다. 대부분의 조증 환자들은 병식이 없어 치료를 거부한다. 또 재산을 낭비하거나 가족과 직장에 폐해를 끼치는 행태를 보이거나 사회적 물의를 야기하는 경우에는 입원을 통한 약물치료가 필요하다. 일단 입원하게 되면 치료에 대한 반발이 심하고 적대적이며 공격적인 행동을 보이기 때문에, 외부와의 접촉을 엄격히 차단할 필요가 있다. 비록 이런 행태를 보이더라도 환자의 자존심을 건드리지 않도록 부드러우면서 설득력 있는 태도를 취하는 것이 중요하다.

○

"나는 여섯 명의 정직한 조력자를 거느리고 있다.
그들은 나에게 내가 아는 모든 것을 가르쳐 주었다.
그들은 바로 '누가, 언제, 어디서, 무엇을, 왜, 어떻게'라는
여섯 가지 원칙이다."

-키플링(Kipling, R.)

## 강박적 사고와 행동

**강박사고(관념)**는 반복적이면서 지속적으로 떠오르는 생각, 충동, 이미지를 말하는데, 침습적이고 부적절한 것으로 경험되며, 현저한 불안과 고통을 야기한다. 환자는 강박사고를 자신의 생각으로 인정하는 것으로 저항을 시도해 볼 수 있지만 저항할수록 강박사고는 더 심해지고, 그런 생각을 제거하기가 불가능하다는 것을 알고 있다. 가장 흔한 강박사고로는 오염에 대한 생각, 병적 의심(예, 일을 적절하게 완료했는지 여부), 신체증상이 있다는 생각, 균형(예, 가재도구가 제자리에 있는지 여부), 파괴적이거나 공격적인 생각 등이 있다.

**강박행동**이란 불안이나 고통을 해소하거나 방지하기 위해 행해지는 반복적이고 지속적인 행동이나 정신적 활동을 말한다. 환자들은 대개 두려운 사건이 일어나는 것을 방지할 수 있다는 믿음을 갖고 행동하고, 그런 반복적인 행동이 불합리하다는 사실도 알고 있다. 또한 강박행동을 통해 즐거움이나 만족감 혹은 유익한 결과를 얻지도 못한다. 만약, 강박행동이 방해를 받으면 불안이 가중된다. 가장 흔한 강박행동으로는 점검, 씻기, 숫자 세기, 질문하기 또는 고백하기, 대칭 또는 순서 지키기, 정확하게 하기 등이 있다.

강박사고에 저항하고자 하는 소망에 의해 강박행동이 생기기 때문에, 강박사고와 강박행동은 서로 밀접하게 관련되어 있고 이들 간에는 공통점이 많다. 예컨대, 생각이나 충동은 반복적이고, 환자 자신의 마음의 산물이며, 두려운 느낌이 동반되고 싸워서 이겨내려고 한다. 비록 저항하고자 하는 시도가 시간이 지나면서 줄어들지만, 환자는 강박사고와 강박행동이 불합리하고 우스꽝스럽다는 사실을 알고 있다.

사례) 36세 독신인 박 씨는 집 안의 먼지와 오물로 자신의 피부가 오염되어 위험하지 않을까 하는 생각이 반복적으로 든다고 호소하였다. 이런 생각과 이로 인한 불안에서 벗어날 수 있는 유일한 방법은 반복적으로 손을 씻는 것인데, 최근에는 1시간에 10여 차례나 반복해서 씻는다고 했다. 또한 자기가 먹는 음식이 오염되지 않아야 한다는 생각에 간단한 요리에도 3시간이나 걸린다고 했다. 그는 너무 많은 시간을 손 씻기나 식재료를 씻는 데 허비하기 때문에 극도로 좌절감을 느끼고 있었다. 이렇게 하는 것이 별 의미도 없는 소모적인 행위라는 것도 알고 있었다. 그렇지만 아무리 노력해도 먼지와 오염에 대한 끊임없는 생각이나 행동에서 벗어나지 못했다. 그는 자주 불안하고 기분이 우울하다고 했다. 지난 6개월 동안 체중도 7kg이나 감소했고, 손바닥도 피부가 벗겨져 빨갛게

충혈되어 있었다.

**강박적 증상의 대책**으로 염두에 두어야 할 것은 증상 자체를 완전히 제거하는 것을 목표로 삼지 말아야 한다는 점이다. 왜냐하면 강박적 증상은 매사 완벽을 추구하는 성격적 특성과 관련이 있는데, 인격 자체를 완전히 바꾸는 게 힘들기 때문이다. 따라서 강박적 증상 자체를 자신의 성격의 일부로 간주하고 일정 수준으로 완화시키는 데 만족해야 한다. 또한, 강박적 증상으로 일상생활에 어려움이 따르더라도 가능하면 하던 일은 계속하도록 권장한다. 완전함에 집착하는 성격적 특성은 증상이 완전히 제거되어야 일을 할 수 있다고 생각하는 경향이 있기 때문이다. 치료목표를 증상의 해소보다는 증상에 과도하게 집착하지 않도록 해서, 어느 정도 증상이 있더라도 일상생활에 충실할 수 있는 상태로 이끌어 가는 데 둔다. 작은 결함을 완벽하게 고쳐야 한다는 생각 자체가 증상을 악화시킨다는 점을 깨닫는 것이 중요하다.

강박적 사고나 행동이 예상될 시에는 그런 사고나 행동을 미리 반복해 버리는 것이 반복사고나 행동을 억제하는 데 도움이 될 수 있다. 증상 해소에 도움이 될 경우, 미리 행하는 예방적 반복의 횟수는 단계적으로 줄여 나간다. 이렇게 해서 안 될 경우에는 전문가를 찾아 약물치료나 정신치료를 받아야 한다.

○

"인간을 돌보는 것은 다른 이를 존중하며
주의와 관심을 기울이는 것을 의미한다.
그 생리학적 근원은 모든 생물에 대한 어머니와 아버지의
태도에 있으며, 이는 환경에 의해 재강화된다.
이 가운데 가장 중요한 것은 다른 인간을 돌보는 것이다.
이러한 행동에 의해 우리는 공격성을 가지고도
생존이 가능한 것이다."

–소볼(Sobol, D. E.)

# 망상과 환각

**망상**과 **환각**은 정신병의 가장 특징적인 증상이다.

**망상**은 흔들리지 않는 잘못된 믿음이나 생각을 말하는데, 부적절한 근거에 입각한 주관적 확신에 의해 유지되고, 그 개인의 교육적, 문화적, 사회적 배경과 조화를 이루지 않아야 한다. 그래서 어떤 생각들을 망상적이라고 하기 위해서는 몇 가지 기준에 부합되어야 한다. 첫째는 주관적 확신이다. 환자는 망상을 호소할 수 없고 단지 제3자에 의해서 확인될 수 있다. 왜냐하면 망상적 믿음은 환자 자신만의 것이기 때문이다. 즉, 망상적 믿음은 자신의 다른 사실적 믿음과 구별이 안 된다. 망상적 믿음은 아무런 의심의 여지없이 유지되어야 하고, 설득에 의해서 수정되지 않는다. 둘째는 비논리적 근거로 지탱된다. 병적 믿음이 되는 사고 과정은 비논리적이어야 한다. 예컨대, 배우자가 직장에서 평소보다 늦게 귀가한다고 바람을 피우고 있다고 믿는 경우와 새 정부가 방금 출범했기 때문에 배우자가 바람을 피우고 있다고 믿고 있는 경우를 들 수 있다. 전자의 경우는 그럴듯한 주장이지만, 후자는 전혀 그렇지 않다. 셋째는 믿음은 잘못된 오류다. 망상은 대개 괴상하고 실제로 일어나지 않는다. 하지만 망상의 주제가 피해나 질투일 경우에는 그렇지 않을 수도 있다. 드물게 망상적 생각이 사실일 수도 있지만, 이런 경우는 단지 우연의 일치일 뿐이지 어디까지나 망상의 핵심에는 비논리적 추론이 자리하고 있다. 마지막으로 환자의 배경과 조화를 이루지 못한다. 믿음이 그 개인의 문화적 배경에 입각한 것이 아님을 밝히는 것이 중요하다. 예컨대, 예수가 곧 재림한다는 믿음은 어떤 특정 종파의 신도에게는 적절할 수 있지만, 어떤 중년의 무신론자 사업가에게는 그렇지 않을 수 있다. 망상은 개념적으로 지배관념(overvalued ideas)과 구별된다.

**지배관념**은 개인이 갖고 있는 어떤 고립된 믿음, 즉 강력하게 유지되고 있는 선입관념을 일컫는데, 오랫동안 개인의 삶을 지배하고 행동에 영향을 미친다. 지배관념은 그 개인의 인생사나 사회문화적 배경, 현재 삶의 상황 등과 관련해서 볼 때 충분히 이해할 만하다. 예컨대, 양친이 모두 심장병으로 돌아가셨을 때, 심장병이 감염성이라는 생각에 집착하는 경우다. 지배관념은 강박사고가 아니고 지배관념의 내용은 망상적이지도 않다. 하지만 지배관념과 망상의 구분은 중요하다. 둘 다

주관적 확신을 내포하고 있고, 제3자에게는 괴상하거나 이해하기 어려워 보일 수 있으며, 종종 유사한 정도의 고통을 야기한다. 하지만 지배관념에서는 망상과는 달리 추론 과정의 명백한 이상을 나타내지는 않는다. 예컨대, 섭식장애에서 나타나는 신체상(body image)에 대한 비정상적인 생각들에서 볼 수 있는 지배관념은 병적으로 보일 수 있지만, 특이한 과학자가 과학계에서 통상적으로 인정되지 않는 이론에 사로잡혀 있을 경우에 이 과학자의 지배관념은 병적으로 보기 어렵다.

**환각**은 외부 자극이 없는 상태에서 마치 자극이 있는 것처럼 불수의적으로 잘못 지각하는 것을 말하는데, 실제로 진짜 지각처럼 보인다. 환각의 개념에는 몇 가지 핵심적인 내용을 내포하고 있다. 첫째는 감각기관을 통한 감각으로 경험되기 때문에 마음속에서 우러나오는 관념이나 이미지 또는 환상과 구별되어야 한다. 둘째는 외부 자극이 없는 상태에서 일어나기 때문에 실재하는 감각 자극의 왜곡은 아니다. 마지막으로, 망상처럼 환각도 환자 자신에게는 실제적인 것으로 느껴지기 때문에 제3자에 의해 확인되며, 흔히 자신의 비정상적인 경험에 대한 병식이 없을 때가 많다. 감각의 종류에 따라 환청, 환시, 환촉, 환후, 환미로 나눌 수 있고, 신체 내부의 특정 장기를 누가 끄집어내거나 끌어당기는 느낌 등의 내장성 환각, 자신의 무릎이 제어되지 않고 떨린다거나 장딴지 근육이 뒤틀린다는 느낌 등의 운동 환각도 있다.

다음은 환자들이 환각을 경험하고 있거나 환각이 의심되는 행동들이다.

- 누군가와 대화를 나누고 있는 것처럼 혼잣말을 한다.
- 누군가의 질문에 감정 섞인 대답을 하는 것처럼 혼잣말을 한다.
- 뚜렷한 이유 없이 웃거나 미소 짓거나 얼굴을 찡그린다.
- 넋이 나간 듯 뭔가에 마음을 빼앗긴 듯 보인다.
- 상대방의 대화나 말에 집중하지 못한다.
- 주위 사람이 보지 못하는 것을 보는 것 같다.
- 주위 사람이 맡지 못하는 냄새를 맡는 것 같다.

사례) 23세 김 씨는 지난 6개월 동안 친구도 거의 만나지 않고 혼자 지내는 시간이 많았고, 간간이 하던 아르바이트를 그만두었다. 그는 정신과 의사를 만나는 데 동의하고서야 비로소 다음과 같이 털어놓았다. "정부 출연 연구소에서 일하는 과학자들이 지난 1년 동안 자기 머리에 감마선 전극을 꽂고 감마선을 흘려보내는 실험을 하여 텔레파시가 가능해졌다. 감마선은 자기를 최면 상태에 빠뜨려 불쾌한 영상들을 마음속에 떠오르게 했다. 자신은 술집에서 어떤 사람이 핵실험의 위험에 관해서 대화하는 것을 엿들은 후, 처음으로 과학자들의 음모를 알게 되었다. 최근에는 TV와 라디오를 켤 때마다 거기서 과학자들이 자기에 대해 토의하는 것을 들었다." 의사가 그의 이러한 경험을 달리 설명할 수 있음을 시사하자 그는 매우 화를 내며 과학자들과 한통속이라고 비난하였다.

**망상과 환각에 대한 대책**으로서 먼저 염두에 두어야 할 것은 제3자에게는 망상이나 환각이 허황되게 보이더라도 환자 당사자에게는 엄연한 현실로 받아들여진다는 사실이다. 실제로 자신의 믿음을 확신하고 있고, 목소리도 들으며 냄새도 맡고 맛을 느낀다. 환자가 믿고 느끼는 이런 경험을 황당하게 생각하고 무시하거나 가볍게 다루어서는 안 된다. 망상이나 환각의 부당성을 지적하거나 판단을 해서도 안 된다. 환자의 망상이나 환각을 배척하거나 긍정하지 않고 중립적인 태도를 견지하는 것이 중요하다. 다음으로 망상이나 환각에 수반되는 정서적 경험은 불안이나 공포로부터 즐겁고 유쾌한 느낌에 이르기까지 매우 다양하기 때문에, 망상이나 환각의 내용보다는 수반되는 정서적 경험을 자유롭게 잘 표현할 수 있도록 해 준다. 또한, 망상이나 환각이 환자 자신이나 타인의 안전에 위험요소가 되는지 여부를 판단해서 주위 사람들이 안심할 수 있도록 가능한 조치들을 취해야 한다. 안전에 위협적이지 않고, 아무도 방해하지 않으면서 자신의 역할을 나름대로 잘 수행하고 있으면, 굳이 망상이나 환각을 없애기 위해 애쓸 필요는 없다. 이렇게 해서 불안을 줄이고 현실적인 수준으로 의사소통을 이루어서 고립으로부터 벗어나도록 해야 한다.

망상이나 환각을 현실로 확신하는 정도는 환자마다 다르다. 단순히 병의 증상에 불과하다고 깨닫는 사람도 있고, 자신이 믿거나 느끼는 것이 현실인지 물어보는 사람도 있다. 이런 경우에는 마음이 스스로를 속이는 것이라든지, 환각이라든지 또는 환자가 이해할 수 있는 다양한 표현 등으로 설명해 줄 수 있다. 어쨌든 망상이나 환각이 현실이 아니라는 논쟁은 반드시 피해야 한다. 만약 환자가 망상이나 환각에 대한 입장을 자꾸 요구할 경우, 그런 경험이 옳고 생생하다는 것을 이해하지만 자신의 의견은 다르다고 솔직하게 얘기해 준다. 그리고 환자의 분노나 의심 또는 충동성이나 공격성에 대해서는 불안을 표시하지 말고 정직한 태도를 견지해서 환자로부터 믿음과 신뢰를 얻어야 한다.

# 기억장애

기억은 인간의 정신활동에 필요한 가장 기본적인 요소라고 할 수 있다. 기억의 기능이 없이는 지능의 발달이 이루어질 수 없고 사고도 불가능해진다. 기억은 개인의 정신활동에 필요한 정보를 받아들여 뇌에 기록하고, 필요한 기간 동안 저장했다가 필요한 때에 의식세계로 꺼내어 재생해 적절하게 사용할 수 있는 능력을 말한다.

기억장애는 크게 세 가지로 대별할 수 있다. 첫째, 실제로 기억력에는 이상 없지만 주관적으로 기억이 나쁘다고 느끼는 경우로 신경증적 장애에서 흔히 볼 수 있다. 둘째, 실제로 기억력이 떨어져 있지만 기억력 자체의 장애가 아니고 우울장애나 조현병 등에 의한 이차적 현상으로 나타나는 경우다. 셋째, 기억력 자체의 장애에 의한 경우다. 기억 과정에 따라 등록, 저장, 재생의 장애로 구분할 수 있고, 기억장애의 형태에 따라 기억과잉(hypermnesia), 기억상실(amnesia), 기억착오(paramnesia)의 세 가지로 나눌 수 있다. 기억의 등록과 저장의 장애는 주로 뇌의 기질적 이상에서, 재생의 장애는 심리적 요인에 의한 경우가 많다.

기억과잉은 과거에 지각된 사소한 지엽적 사건들까지 자세하게 기억하는 상태를 말한다. 별로 중요하지도 않은 사건들을 중요한 사실들과 마찬가지로 동등하게 기억하는데, 이는 실생활에 별로 도움이 되지 않는다. 조증 삽화나 편집성 상태에서 흔히 볼 수 있다.

기억상실은 기질성과 심인성으로 구분할 수 있다. 기질성 기억상실은 기억상실의 범위가 광범위하고 기억하는 시기와 기억하지 못하는 시기와 내용의 경계가 불명확하고 회복도 서서히 이루어진다. 뇌손상 시기 이전의 일들을 기억하지 못하는 경우를 후행성(retrograde) 기억상실이라고 하는데, 기억상실은 뇌손상 직전의 일부터 점차적으로 그 이전으로 거슬러 올라가면서 기억상실이 확대되고, 회복은 반대로 뇌손상 시기 훨씬 이전의 기억부터 회복되는 경향이 있다. 반대로 뇌손상 이후의 일들을 기억하지 못하고 이전의 일들은 기억하는 경우를 선행성(anterograde) 기억상실이라고 한다. 한편 심인성 기억상실에서는 지남력이나 의식의 장애가 없는 경우가 많다. 기억장애의 범위가 선택적이고, 무의식적인 필요에 의해 기억상실이 일어나기 때문에 기억상실이 급격하게 나타났다가 회복도 순간적으로 이루어진다. 심인성 기억상실은 어떤 사실을 기억하는 게 괴롭거나 불안을 야기하기 때문에 이로부터 도피하기 위해 일어난다. 특정하게 선택되지도 않고, 광범위하게 전체적이지도 않으면서 산발적이고 일관성이 없는 기억상실은 노인성 치매 등에서 흔하다.

기억착오는 과거에 없었던 일을 있었던 것처럼 기억하거나 사실과 다르게 기억하는 것을 말한다. 과거에 경험하거나 본 일이 없는 상황에서 마치 이전에 경험했던 것처럼 느끼는 가시현상(déjà vu), 반대로 과거에 경험했던 것을 마치 처음 대하는 것처럼 생소하게 느끼는 미시현상(jamais vu), 결손된 기억을 메우기 위해 그럴듯하게 거짓말을 하는 작화증(confabulation) 등을 들 수 있다.

기억착오와 구별해야 되는 것으로 회상성 조작(retrospective falsification)이란 것이 있다. 과거의 기억을 적당히 자신에게 유리한 것으로 조작하여 기억했다가 그것을 사실로 믿고 있는 상태를 말한다. 이는 공상적 거짓말(pseudologia fantastica)과 구분해야 한다. 공상적 거짓말은 자신도 모르게 자신의 공상 속에서 이루어진 일을 마치 과거에 경험한 듯이 거짓말을 하는 경우를 말한다.

제3장

# 주요 정신질환

"아마도 우리 인간은 숨 쉬는 순간마다, 숨은 죽음의 원리를 느끼고, 오랫동안 억눌러야 할 초기의 질병은, 우리가 성장함에 따라 함께 자라고, 우리가 강해지면서 함께 커진다."

-포프(Pope, A.)

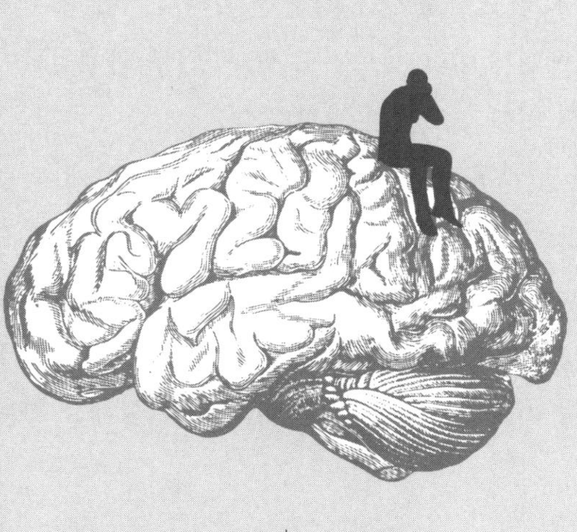

# 공황장애

동일한 단어가 쓰이는 분야에 따라 다른 의미를 지니는 경우가 있다. 예컨대, 공황이 정신의학에서는 예상치 못하고 갑작스럽게 생기는 극심한 두려움이나 공포를 나타내는 심리적 불안 상태(panic)를 의미하지만, 경제학에서는 경기의 순환 과정에서 나타나는 극도의 경기 침체(depression)를 뜻한다. 그래서인지 일반인이나 심지어 의사들조차도 정신의학에서 사용하는 공황장애(panic disorder)란 개념을 잘 모르고 혼동하는 경우가 흔하다. 언론에서는 공황장애를 '연예인병'이라 부르기도 한다. 일부 연예인들이 공황장애를 앓고 있다고 고백한 결과다.

불안은 보통 사람들도 거의 매일 경험하게 되는 감정이다. 다 코스타(Da Costa, J. M.)는 1871년 반복적으로 갑자기 엄습하는 급성불안발작(acute anxiety attack), 즉 오늘날의 공황발작(panic attack)과 이에 따른 신체증상들을 과민성 심장(irritable heart)이라고 불렀다. 이것이 병적인 불안 상태를 하나의 질병

단위(disease entity)로 취급하게 된 시초다. 비슷한 시기에 다윈(Darwin, C.)은 인간과 동물에게서 볼 수 있는 갑작스러운 공포 행동의 특징을 이렇게 기술하였다.

> 조류를 포함한 거의 모든 동물에게서 공황이 몸을 떨리게 하는 것을 볼 수 있다. 피부는 창백해지고 땀이 흐르며 털이 빳빳이 일어선다. 소화기와 신장의 분비물이 증가하고 방광의 괄약근이 이완되어 실금한다. 이러한 현상은 개, 고양이 그리고 원숭이에게서도 볼 수 있다. 호흡이 빨라지며 심장이 빠르고 요란스럽게 뛴다. 하지만 심장이 뛰어 신체에 효과적으로 혈액이 공급되느냐 하는 데는 의문이 따른다. 왜냐하면 피부 표면은 오히려 창백해지고 근육의 힘도 떨어지기 때문이다. 정신의 기능에도 장애가 있는 것이 분명하다. 곧 정신쇠약이 오고 실신하는 경우도 있다. 공포에 질린 카나리아는 온몸을 떨 뿐만 아니라 다리의 아랫부분이 창백해지고 까무러치기까지 한다. 내가 한번 울새를 방 안에서 잡은 일이 있는데 잡는 순간 완전히 까무러치는 바람에 잠시 나는 그 새가 죽은 줄 알았다.

다윈은 공포를 외상적 상황에서 자기 방어를 위해 자동적으로 신체가 반응하는 것으로, 이는 동물들이 많은 세대를 거치면서 수없이 많은 상처를 받는 가운데서 진화적인 과정을 통해 생겨난다고 보았다. 즉, 다윈은 공포 자체를 적응을 위해 발달된 감정으로 인식했다. 다윈 이후 거의 한 세기가 지나 공황발작이 정신장애의 하나로 논의되었는데, 인간에게서 보이는 발작적인 불안공포반응은 다윈이 기술한 내용과 근본적으로 거의 일치한다. 그리고 이런 증상들은 일찍이 다 코스타가 기술한 대로 이전부터 있었던 것이지 새롭게 생긴 증상이 아니다.

다 코스타 이후 공황발작을 다시 거론한 사람은 프로이트였다. 프로이트는 1894년 불안신경증을 신경쇠약으로부터 분리시켜 별개의 증후로 기술하였다. 당시 프로이트는 불안을 방출되지 않고 누적된 정액에 의한 것으로 보고, 발산되지 못한 성욕이 쌓여서 불안을 야기한다고 생각했다. 초기의 이러한 생각은 나중에 발산되지 않은 성욕보다는 억압된 성욕에 동반되는 정동(affect)이 변하여 불안이 되는 것으로 수정되었다. 그래서 오랫동안 성욕이 충족되지 않거나 좌절되었을 때 불안이 생긴다고 주장했다. 불안은 불안신경증이 되어 계속 존재하며, 누적된 불안이 악화하여 주기적인 발작으로 폭발하는 게 공황발작(급성불안발작)이라 했다. 즉, 공황발작을 누적된 불안이 악화하여 주기적으로 나타나는 현상이라고 보았다.

정신분석에서는 공황발작을 만성불안과 관련시켜 그 일부가 악화되어 나타난 것으로 보았기 때문에 별도의 독립된 증상이라고 생각하지 않았다. 1968년 미국정신의학회에서도 공황발작을 누적된 불안의 가장 심하고 급격한 표현으로 간주하여 불안신경증의 단순한 증상으로 취급하였다. 당시에는 예기치 않고 갑작스럽게 엄습하는 급성불안발작, 즉 공황발작은 의존관계가 위협을 받을 때 나타나는 분리불안(separation anxiety)과 관련이 있다는 정신분석학적 견해가 우세했다. 그러나 1950년대 말에 개발된 최초의 항우울제 이미프라민(imipramine)이 공황발작을 차단한다는 사실이 우연히 발견되면서 정신분석학적 견해는 흔들리기 시작했다.

정신분석의였던 클라인(Klein, D. F.)은 1964년 공황발작이 이미프라민에 의해 차단되고, 공황발작이 없는 만성불안은 이미프라민에 반응하지 않고 항불안제에 반응한다는 것을 알았다. 이를 토대로 클라인은 반복되는 공황발작이 일반적인 만성불안과는 구별되는 별개의 질환이라고 주장하였다. 이어서 1967년 피츠(Pitts, F. N.)와 매클루어(McClure, J. N.)는 공황발작을 경험한 환자에게 젖산염(lactate)을 정맥주사할 경우에 공황발작이 일어나고, 이미프라민을 전처치했을 때는 젖산염을 주사하더라도 공황발작이 일어나지 않는다는 사실을 확인했다. 이러한 연구 결과에 힘입어 공황발작은 개념적으로 기존의 불안과는 다르다는 견해가 힘을 받게 되었다.

20여 년에 걸친 의학적 논란 끝에 1980년 마침내 미국정신의학회는 공식적으로 공황발작과 관련된 제반 현상들을 공황장애라는 독립된 진단적 실체로 분류하였다. 공황장애가 독립된 진단적 실체로 공식화됨으로써 신경증의 개념은 더 이상 정신의학에서 통용되지 않고 진단체계에서 사라지게 되었다.

인체는 생존의 위협이 되는 상황이 예견되거나 그러한 상황에 처했을 때 인체에 경고 신호를 보내 생존에 필요한 심리적, 생리적 반응을 일으켜 위험에 대처한다. 마치 화재경보기에서 울리는 경고음을 듣고 화재로부터 미리 대피하는 것과 같다. 이러한 응급반응은 누구나 가지고 있는, 생존에 필수적인 정상적인 반응이다. 그리고 응급반응을 야기하는 최소한의 자극, 즉 역치는 개인 간에 차이가 있다. 공황발작은 응급반응의 역치가 낮아 실제로 위협이 없는 상황에서 마치 위협이 있는 것처럼 저절로 응급반응이 일어나는 현상이다. 가끔 화재가 발생하지 않았음에도 화재경보기가 오작동하여 경고음을 울리는 경우가 있다. 공황장애는 고장 난 화재경보기처럼 인체의 경보계가 오작동해서 위험한 상황이 아니거나 예견되지 않았음에도, 마치 위험한 상황에 처한 것처럼, 예기치 않은 갑작스러운 경고 신호를 반복적으로 보내 공황발작을 일으키는 정신질환이다. 공황발작의 증상은 길어도 20~30분 이상 지속되지 않고 곧 정상으로 돌아온다. 마치 화재가 발생하지 않았음에도 오작동으로 화재경보기가 울렸을 때 보이는 놀란 반응들이 화재가 없었음을 확인하고는 곧 정상으로 되돌아가는 현상에 비유할 수 있다.

**공황장애의 증상**은 크게 심리증상과 신체증상으로 대별할 수 있다. 공황발작은 아무런 자극 없이 예기치 않게 극심한 불안이나 두려움이 갑작스럽게 엄습했다가 수 분에서 수십 분 이내에 증상이 소멸하는 경우를 말한다.

**심리증상**으로, 첫 발작 시에는 이전에 한 번도 경험해 보지 못한 너무나 갑작스러운 일이라 그 긴박감과 기이한 느낌은 말로 표현하기가 어렵다. 이전에 공황발작을 경험한 사람은 발작 시 느끼는 불안과 공포가 평상시 느끼는 불안과는 전적으로 질이 다르다는 점을 강조한다. 신체감각들이 변질되어 각종 신체반응을 예민하게 경험하고 외부세계에 대한 감각도 변질되어 이상하게 느껴진다. 일시적으로 현실감이 상실되면서 머릿속에서 어지러움과 같은 이상한 감각을 경험한다. 갑자기 몸에서 기운이 빠져나가는 듯하고, 사지의 감각이 둔해지고 마비되는 느낌이 오거나 실제로 손발이 떨리기도 하는 등 무언가 큰 신체 변화가 온 것처럼 생각하게 된다. 무엇보다도 환자를 가장 놀라게 하는 것은 자신을 통제하거나 조절하는 능력이 소실되어 신체적으로 또는 정신적으로 파국이 왔다는 느낌이다. 이러한 파국적 느낌에서 벗어나기 위해 나름대로 필사적으로 노력하지만, 정신을 잃거나 미칠 것 같은 부정적 생각과 공포 불안에 압도당한다. 이러한 상황에서 벗어나고자 적극적으로 도움을 구하려고 구급차를 부르거나 다른 방법으로 급히 응급실을 찾는다. 공황발작 시에 환자가 갖는 지배적인 생각은 크게 '심장마비로 죽지나 않을까, 정신을 잃고 쓰러져 죽지는 않을까' 하는 등의 죽음에 대한 공포와 '이러다가 미치지 않을까, 정신을 잃지나 않을까, 몸이 산산조각 나지는 않을까' 하는 등의 존재 소멸에 대한 공포로 대별할 수 있다. 공황발작이 오면 대부분의 경우에 형언할 수 없는 극도의 공포와 불안을 느낀다. 이때의 공포 불안의 특징은 도저히 자신이 어떻게 통제할 수 없다는 데서 오는 절망감이 동반된다는 점이다. 이성에 의한 합리적 판단이 거의 불가능하기 때문에, 공포 불안이 실재하는 위험이 있어서가 아니라는 사실을 알고 있음에도 위험이 없다는 점을 스스로 타일러서 설득하지 못하고 '이렇게 죽는구나' 또는 '이렇게 해서 정신을 잃거나 미치는구나'라는 등의 부정적 사고에 압도적으로 지배된다. 공황발작은 아무런 자극 없이 자동적으로 일어나는 경우가 많지만, 발작이 오기 전에 이상한 신체감각이나 생각들을 경험하는 경우도 있다. 즉, 발작에 앞서 갑자기 '가슴이 답답하다, 숨쉬기가 힘들다, 갑자기 어지럽다, 갑자기 혈압이 오른다, 손발이 떨린다, 몸이 떨린다, 심장마비가 올 것 같다, 빠져나갈 길이 없다'라는 점 등을 호소하기도 한다.

**신체증상**은 주로 교감신경계의 활성화와 관련이 있다. 환자는 공황발작 시에 경험하는 신체증상들이 대부분 복잡해서 말로 표현하기 어려워하지만, 어떤 증상들은 특별히 위협적이기 때문에 잘 기억한다. 이때의 증상들은 일상생활에서 가장 두려운 대상이고 공황발작의 유발 자극이 된다. 공황발작 시의 가장 흔한 증상은 호흡곤란이다. 대부분의 경우에서

'숨이 막히는 것 같다, 산소가 부족하다' 등으로 표현된다. 빈맥도 흔하다. '맥박이 빨리 뛰고 가슴이 벌렁벌렁한다'라는 게 좋은 예다. 이들 중에는 가슴의 통증을 호소하기도 한다. 이들은 심근경색과 같은 관상동맥질환을 의심해서 심장내과를 찾아가지만 이상이 없다는 얘기를 듣는다. 흉통을 호소하는 환자 가운데 공황발작이 없을 때도 흉통이 있는 경우가 있는데, 흉통이 있는 경우가 치료에 덜 반응하는 것으로 알려져 있다. 어지럼증은 공황발작의 특징의 하나로 내이의 이상을 강하게 시사해서 많은 환자들이 이비인후과를 찾아가지만 이상 소견을 발견하지 못한다. 공황발작 시에 '명치끝에서 뭔가 치밀어 오른다, 배가 아프다, 속이 쓰리다' 등의 소화기 계통의 증상도 많이 호소한다. 이인증(depersonalization)은 공황발작 시에 가장 심한 공포 불안을 초래하는 증상의 하나다. 이인증은 자기가 낯설게 느껴지거나 자기로부터 분리, 소외된 느낌을 경험하는 자기 지각 이상을 말한다. 어렸을 때 분리불안을 경험했던 사람이 공황발작 시 이인증을 많이 호소한다는 주장도 있다.

공황발작의 증상은 길어도 20~30분 이상 지속되지 않고 곧 정상으로 돌아온다. 하지만 긴장과 혼란스러운 상태는 대개 한두 시간 더 지속되는 것이 일반적이다. 신체검사나 검사실 소견에서 이상 소견은 발견되지 않는다. 공황발작 시의 경험이 너무 끔찍해서 대부분의 환자들은 공황상태에서 벗어나더라도 또다시 공황발작이 올지도 모른다는 예기불안(anticipatory anxiety)을 느낀다. 또한 공황발작이 일어난 장소나 유사한 상황을 기피하는 회피행동도 보인다.

**공황장애의 원인**에 대해서는 생물학적, 심리사회적 요인들이 복합적으로 관여하는 것으로 보지만, 최근에는 생물학적 요인을 강조하는 경향이다. 공황발작은 중추성 노르아드레날린 신경계의 활성화(central noradrenergic activation)와 관련이 있다는 학설이 대표적이다. 예컨대, 뇌간에 위치하는 노르아드레날린 신경계의 핵이 밀집한 청반(locus ceruleus)을 자극하면 공황발작과 유사한 현상이 발생하고, 손상된 청반에 자극을 주었을 때는 공황발작 유사 행동이 나타나지 않는다는 점이다. 또 이산화탄소를 흡입하거나 젖산염, 요힘빈(yohimbine), 카페인을 주입 시 공황발작이 발생한다는 점도 생물학적 요인의 중요한 단서가 된다. 공황발작의 원인을 포괄적으로 설명할 수 있는 모델은 클라인이 최초로 주장한 중추성 경고체계(central alarm system)설에 기초하고 있다. 즉, 중추성 경고체계가 활성화되는 문지방(역치, threshold)이 낮아 쉽게 공황발작이 생기고, 이 체계의 활성화는 청반의 자극에서 기인한다. 그리고 중추성 경고체계의 활성화는 복합적인 요소로 이루어지는데, 인지적으로 위험한 상황으로 인식하는 과정과 혈액의 산-염기 변화, 갑작스런 혈압 또는 체온의 변화, 세포 내 저산

소증, 젖산염 증가와 같은 직접적인 화학적, 생리적 자극 등이 포함된다. 공황장애 환자는 이런 요소들에 대해 매우 예민하다. 즉, 공황장애는 병적 과정에 의해 생기는 현상으로서 단지 임상 양상에서 어떤 증상이 더욱 두드러지느냐에 따라 다르게 보인다.

공황장애는 **약물치료**와 **인지행동치료**로 완치가 가능한 정신 질환이다. 그럼에도 불구하고 적절한 진단과 치료가 이루어지지 않는 경우가 흔하다. 이는 공황장애의 개념과 치료가 비교적 최근에 확립되어 이에 대한 이해가 부족한 데서 기인한다. 장기간 치료에도 불구하고 증상이 해결되지 않으면 공황장애의 진단이 틀렸거나 치료가 적절하지 않다는 것을 의미한다.

**약물치료**는 공황발작을 차단하는 데 효과적이다. 공황발작은 그 경험 자체가 매우 고통스러울 뿐만 아니라, 전혀 예기치 않고 갑작스럽게 반복적으로 되풀이되는 데서 오는 심한 공포 때문에 일상생활에 지장을 준다. 따라서 공황발작을 일단 차단해서 더 이상 공황발작이 반복되지 않는다는 사실을 인식시키는 것이 치료에서는 무엇보다도 중요하다. 더구나 대부분의 공황장애 환자는 공황발작을 여러 번 겪었기 때문에 또다시 공황발작이 오지 않을까 하는 예기불안을 느끼고 있어, 우선적으로 공황발작을 차단하는 것이 예기불안을 감소시켜 치료에 순응하게 하는 데 매우 도움이 된다.

약물치료의 기본 원칙은 무엇보다도 공황장애의 핵심증상인 공황발작을 차단하는 것이다. 공황발작은 예기치 않고 갑작스럽게 발생하는 급성불안이기 때문에 약물 이외의 방법으로 대처하기가 어렵다. 또한 공황발작의 차단은 2차 증상인 예기불안과 회피행동을 막아주는 데도 도움이 된다. 항우울제는 공황발작을 차단하는 데 효과적인 약물이다. 초기에는 삼환계 항우울제인 이미프라민을 많이 이용하였으나 부작용이 많아 요즘에는 거의 사용하지 않는다. 최근에 주로 사용하는 항우울제는 선택적 세로토닌 재흡수 억제제(SSRIs)인데 특히 파록세틴(paroxetine)을 많이 사용한다. 대개 적절한 용량을 투여하면 2주 이내에 공황발작은 일어나지 않는다. 충분한 용량을 4주 이상 사용했음에도 공황발작이 계속되면 일단 그 약은 효과가 없는 것으로 판단하고 다른 항우울제를 고려해야 한다. 약물치료로 공황발작이 효과적으로 차단되면, 가능한 한 용량을 감량하지 않고 최소한 6개월에서 1년 정도 지속적으로 약물을 유지해야 한다. 더 이상 약물치료를 지속할 필요가 없다고 판단되면 단계적으로 감량해서 끊는다.

**인지행동치료**는 불안증상을 야기하는 왜곡된 인지체계의 교정, 이완훈련, 호흡훈련, 공포 대상에 노출하기 등을 포함한다. 공황장애의 불안증상은 소위 인지삼위일체(cognitive triad), 즉 자신에 대한 정보, 자신을 둘러싸고 있는 주위의 정보 그리고 자신의 미래에 대한 전망의 세 가지 정보가 비적응적으로 왜곡되어 위험을 지나치게 과도하게 평가할 때 생긴다. 인지치료는 불안증상을 야기하는 왜곡된 인지체계를 교정하는 데 초점을 맞춘다. 따라서 인지치료에서는 환자의 인지과정을 파악하는 것이 가장 중요하다. 즉, 불안과 동반되는 인지 내용을 알아야 하는데, 특히 환자 자신이 의식하고 있지 않고 자동적으로 생기는 자동사고(automatic thought)를 파악해야 한다. 자동사고의 내용은 대부분 현실과 무관한 부정적 인식들이다. 예컨대, '이렇게 해서 죽는구나', '이렇게 해서 미치거나 존재가 소멸되는구나' 등이다.

공황발작에는 예측 가능한 발작과 전혀 예측이 불가능한 발작이 있다. 예측 가능한 공황발작의 경우에는 발작 전에 어떤 자극(cue)이 감지되어 공황발작이 온다는 사실을 예측할 수 있다. 예컨대, 갑자기 심장에 이상이 있는 듯 맥박이 불규칙해지는 느낌이 들면서 불안해지는 경우다. 예측이 불가능한 공황발작의 예는 수면 중에 공황발작이 오면서 잠에서 깨어 증상을 경험하는 경우다. 공황발작의 예측 여부에 관계없이 공황발작의 진행 과정에는 여러 가지 인지과정이 개입된다. 또 일단 공황발작이 일어나면 대부분의 경우에서 예기불안이 생겨 사소한 내, 외적 자극에도 민감하게 반응한다. 예기불안을 느낄 때 환자들의 사고는 당장 자신에게 큰 위험이 닥친다고 인식하는 것이고, 이러한 왜곡된 인식으로 인해 불안이 악화한다.

인지행동치료의 핵심은 공황발작 시의 증상들이 생명과는 무관하고 지속 시간도 대부분 길어야 20분 이내임을 주지시켜 예기불안을 줄이고 자동사고와 회피행동을 차단하는 데 있다.

○

"그의 행복감은 이 순간이다. 이는 깨어나려는 고뇌와 죽음의 집착을 가리고 있는 얇은 덮개일 뿐이다."

-말로(Malraux, A.)

# 기분장애

기분(mood)은 외적 자극과 관계없이 내적으로 경험된 지속적인 감정 상태를 말한다. 여기에는 기분이 저조한 상태인 우울증(depression)과 기분이 들뜬 상태인 조증(mania)의 양극단이 있다. 참고로, 정동(affect)은 기분뿐만 아니라 감정(feeling)이나 정서 반응의 외적 표현 모두를 지칭하며, 정서(emotion)는 정동과 혼동해서 쓰지만 주로 의식적으로 지각된 감정의 객관적 표현을 의미한다.

**우울증**은 슬픔과는 의미가 다르다. 슬픔은 어떤 대상을 상실했을 때 한시적으로 서러움과 연민을 느끼는 정상적인 정서 상태다. 반면에 우울증은 병적으로 정신생리적 활동의 뚜렷한 저하가 일정 기간(대개 수개월에서 1년, 길게는 2년 정도) 지속되는 상태다. 살아가는 데 필요한 기본적인 욕구가 저하되는데, 흔히 네 가지 맛이 없어진다고 한다. 첫째는 사는 맛이다. 의욕이 없어 만사 귀찮고, 아무런 즐거움을 못 느끼고, 관심이나 흥미가 소실되어 삶의 의미를 모르고, 사는 것 자체가 귀찮아 자살을 생각하는 등 살맛이 안 난다. 둘째는 밥맛이다. 식욕이 없고 미각도 둔해지고 마지못해 억지로 음식을 취한다. 셋째, 잠자는 맛이다. 잠들기 힘들고 잠에 들더라도 중간에 자주 깨고 일단 깨면 다시 잠들기 힘들다. 뜬눈으로 날을 새는 경우도 많다. 마지막으로 성(sex)에 대한 맛이 없다. 성적 관심이나 각성이 일어나지 않고, 성적 욕구가 저하된다. 남자는 발기가 힘들어진다. 그 외 인지증상으로 기억력이나 주의집중력의 저하와 우유부단, 정신운동의 저하로 인한 사고 지연과 사고 빈곤, 기력 저하, 낮은 자존감과 사소한 잘못에 대한 지나친 죄책감 및 이로 인한 자살 충동, 통증을 비롯한 다양한 신체증상, 내분비기능의 장애, 입 마름과 변비 등의 증상이 나타난다.

**조증**은 현상학적으로 우울증과 상반되는 상태로서 정신생리적 활동의 뚜렷한 증가가 일정 기간(대개 수개월 이상) 지속되는 병적 현상이다. 기분이 고양되어 들떠 있거나 지나친 흥분으로 신경질적이고, 자존감이 높아져 매사에 자신감이 충만하고 과대 사고나 망상이 나타난다. 이에 수반해서 정신운동이 지나치게 항진되어 행동이 과다하고 말이 많고 빠르다. 무모할 정도로 한꺼번에 여러 가지 일들을 수행하지만 결과에 대한 판단력에 결함이 있어 대개는 실패한다. 평소 얌전하던 사람이 성적으로 문란해지고, 별로 필요하지도 않은 곳에 돈을 물 쓰듯 하고, 과음을 하거나 약물에 탐닉하기도 한다. 뭔가에 쫓기듯 밤낮없이 바쁘고 수면에 대한 욕구가 없어 며칠씩 잠을 자지 않아 탈진 상태에 이르기도 한다. 경조증 상태는 가벼운 상태의 조증이 일정 기간 지속되는 상태로 감정은 유쾌해지고, 자기도취와 자기 확신, 자기만족, 자신감, 허세 등이 넘친다. 돈을 허황하게 낭비하고 야심 찬 계획에 가득 차 있으며 여러 가지 일들을 벌여 놓고, 지나치게 술을 마시거나 성적 방종에 빠지기도 한다. 그러나 조증 상태와 달리 어느 정도 현실감은 유지하고 있다.

우울증이나 조증은 일종의 증상 복합체로서 기분장애에서 전형적으로 볼 수 있지만, 다른 정신질환이나 신체질환에서도 나타난다. 예컨대, 우울증 증상들은 스트레스에 대한 비적응반응으로 발생하는 적응장애, 췌장암, 갑상선기능저하증, 뇌졸중 또는 파킨슨병 등에서도 흔히 동반되고, 약물의 부작용으로 발생하기도 한다. 조증 역시 뇌종양이나 뇌매독, 뇌손상, 갑상선기능항진증 또는 약물 등에 의해서 발생하기도 한다. 따라서 우울증이나 조증 상태를 보일 경우 기분장애의 증상인지 아니면 다른 질환의 증상인지 감별하는 게 매우 중요하다. 왜냐하면 기분장애는 주기성을 띠고 삽화성으로 재발을 반복하는 만성 정신질환이어서 재발 방지를 위해 거의 평생 동안 관리해야 하지만, 타 질환이나 기저 질환의 증상으로서의 우울증이나 조증 상태는 원인 질환의 관리가 치료의 중요한 요소여서 기저 질환에 따라 치료 방법을 달리해야 하기 때문이다. 많은 정신건강 전문요원들이나 심지어 정신과 의사들도 이를 구분하지 못하고 혼동하는 경우를 흔히 본다.

**기분장애**(mood disorder)는 기분, 인지기능, 충동조절, 행동 등의 이상 증상들과 다양한 신체증상 그리고 수면과 식욕 및 성욕 등의 이상 증상들을 특징으로 하는 일종의 임상증후군으로서 심리적 장애가 아닌 뇌기능장애다. 과거에는 정동장애(affective disorder)라 하였으나 기분장애가 병적 상태를 반영하는 데 더 적절하다고 판단해서 기분장애로 명칭을 바꾸었다. 기분장애는 우울증 삽화만 있는 단극성 기분장애와 우울증 삽화와 조증 내지 경조증 삽화가 교대로 나타나는 양극성 기분장애로 구분한다. 우울증 삽화만 있는 단극성 기분장애를 우울장애라 한다. 양극성 기분장애를 과거에는 조울증이라 했다. 한편, 우울증 삽화 없이 조증 내지 경조증 삽화만 있을 경우에는 단극성이 아닌 양극성 기분장애의 범주에 포함한다. 왜냐하면 조증 내지 경조증 삽화만 있을 경우, 언젠가는 우울증 삽화가 나타나기 때문이다.

**삽화**(episode)라는 용어에는 증상이 나타나는 시기와 나타나지 않는 시기가 뚜렷하게 구분되고, 특별한 치료 없이 자연적으로도 증상이 소실되어 관해 상태에 이른다는 의미를 내포하고 있다. 또한 삽화 기간 중에는 증상이 거의 매일, 거의 하루 종일 나타난다는 것이 중요한 특징이다. 따라서 하루 중

잠깐 또는 일주일에 하루 이틀 우울하거나 기분이 들뜬 경우를 삽화라고 하지는 않는다. 이 삽화의 개념은 정상과 비정상을 구분하거나, 타 질환에서 나타나는 우울과 조증 또는 경조증 상태를 기분장애와 감별 진단하는 데 매우 중요하다.

기분장애의 대부분은 주기성을 띠고 나타나지만, 환자의 약 15%에서는 평생 한 번 정도 발생하고, 이 경우는 주로 우울증 삽화로 나타난다. 우울증 삽화나 조증 삽화는 대개 병전 상태로 완전히 회복되지만, 10% 정도에서는 인격이나 사회 적응에서 잔류 증상이 남는다. 기분장애의 70~80%에서는 첫 발생 양상이 우울증 삽화이다. 증상의 기간은 다양하지만 치료하지 않았을 경우, 우울증 삽화는 평균적으로 12개월이고 조증 삽화는 4개월이다.

기분장애의 발생이 계절성(seasonal)을 띠는 경우가 있는데, 늦가을이나 겨울에 발생해서 이듬해 봄이나 여름에 회복되는 경우가 가장 흔하다. 이 경우에는 일조량의 감소가 병태생리의 주요한 인자다. 일부 환자에게서는 여름에 경조증 삽화나 조증 삽화가 발생한다. 1년에 4회 이상의 삽화가 나타나는 경우를 급속순환형(rapid cycling)으로 정의하는데, 남자보다는 여자에게서 빈번하고 갑상선기능저하증이 동반되는 경우가 흔하다. 또 항우울제에 의해 촉발되는 경향이 있고 리튬(lithium)에는 잘 반응하지 않는다.

**기분장애의 원인**에 대해서는 명확히 밝혀진 것이 없다. 일반적으로 유전적, 체질적 소인이 있는 상태에서 환경적 스트레스가 발병의 방아쇠 역할을 해서 기분장애가 발생한다고 추정한다. 즉, 유전적, 생물학적 취약성을 갖고 있더라도 환경적 요인이 양호하면 발병하지 않고, 생물학적 취약성이 없더라도 감내하기 힘든 환경적 스트레스가 가해지면 발병할 수 있다. 유전적 소인이 있을 경우, 특별한 외부적 스트레스 요인이 없어도 저절로 기분장애가 발병할 수도 있다.

기분장애가 뇌기능의 장애임을 시사하는 생물학적 증거들로서는 첫째, 내분비기능의 장애다. 우울증 삽화에서 코르티솔(cortisol)의 혈중 농도가 비정상적으로 높고 덱사메타손(dexamethasone)에 의해 분비가 억제되지 않는다. 둘째, 수면뇌파에서 일반적인 사람에 비해 수면잠재기가 길고, 렘(REM) 잠재기가 짧으며 렘수면이 증가되어 있다. 셋째, 세로토닌 신경계와 노르에피네프린 신경계의 시냅스 내 세로토닌과 노르에피네프린의 이용도가 보통 사람들에 비해 저하되어 있고, 이들 신경전달물질의 수용체가 상향조절(upregulation)되어 있다는 점 등이다.

**기분장애의 치료**는 생물학적 치료와 심리사회적 치료로 이루어진다. 생물학적 치료로서 약물치료는 가장 기본적인 치료다. 약물치료는 단극성 기분장애와 양극성 기분장애에서 차이가 있다. 단극성 우울증 삽화의 경우에는 항우울제를 사용한다. 항우울제를 사용할 때 유의해야 할 사항은 첫째, 허용되는 충분한 용량을 사용하고 둘째, 사용 후 효과가 나타날 때까지 최소 2주 정도 기간이 필요하며, 셋째, 선택된 항우울제에 반응할 가능성은 환자의 60~70%에 불과하다는 점이다. 즉, 항우울제를 투여했을 때 환자의 60~70%에서는 반응을 보이지만 30~40%에서는 반응이 없거나 부분적인 반응을 보인다. 따라서 환자에게 반응하는 항우울제를 찾는 게 매우 중요하다. 일반적으로 충분한 용량을 4주 정도 사용했음에도 효과가 없거나 부분적일 경우에는 다른 항우울제를 선택한다. 넷째, 단일 항우울제에 반응하지 않을 경우, 작용기전이 서로 다른 항우울제 등을 병용해서 효과를 증강시킨다. 마지막으로, 항우울제에 반응할 경우에 재발을 방지하기 위해 첫 삽화에서는 관해 상태에서 최소 1년 정도 항우울제를 유지한 후 서서히 감량해서 약을 끊는다. 재발 삽화 시에는 병전 상태로 회복되더라도 향후에 올 수 있는 삽화를 예방하기 위해 부정기간 동안 지속적으로 약물치료를 유지한다. 참고로, 증상이 관해 상태에 이르더라도 용량은 감량하지 않고 치료 용량을 그대로 유지해야 한다. 양극성 우울증 삽화에서는 항우울제와 기분안정제를 병용해서 우울증 삽화가 호전되면 기분안정제는 유지하고 항우울제를 감량해서 끊는 방법이 있다. 처음부터 항우울제는 사용하지 않고 기분안정제를 단독으로 사용하는 방

**단극성 기분장애의 경과**

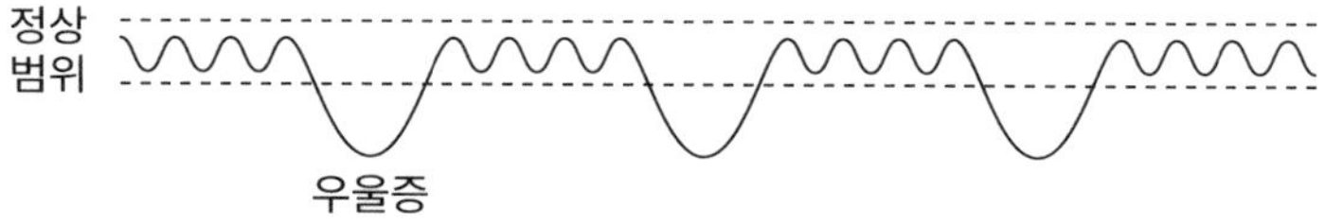


**양극성 기분장애의 경과**

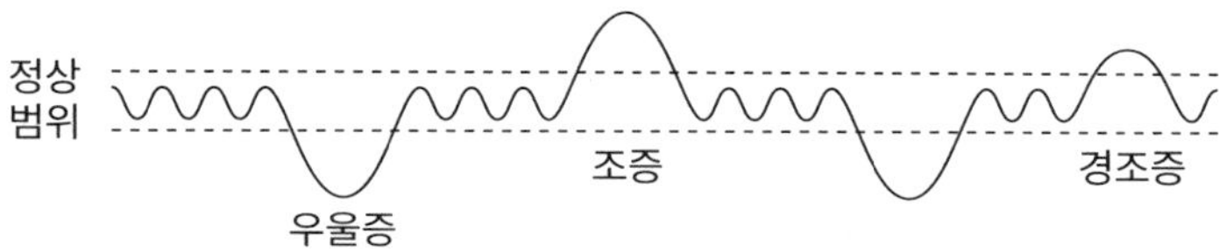


법도 가능하다. 기타 생물학적 치료로서 전기경련요법은 자해나 타해의 위험성이 있는 응급 상황이나 약물을 사용할 수 없는 상태 또는 약물치료에 반응하지 않는 상태에서 고려한다. 계절성 기분장애의 경우에 보조적으로 광선요법도 도움이 될 수 있다.

심리사회적 치료는 첫째, 효과적인 약물치료를 위해, 둘째 질환의 2차 장애를 방지하기 위해, 셋째 심리역동적 요인을 해결하기 위해, 넷째, 의사소통 능력을 개선하고 심리사회적 스트레스를 효율적으로 처리하기 위해 시행한다. 인지행동치료는 환자 자신이나 자신을 둘러싸고 있는 현실과 미래의 전망에 대한 부정적 사고나 태도를 변화시키는 데 주안점을 두는

데, 경도 내지 중등도 우울증에 도움이 된다.

기분장애에 대한 일반적 관리의 핵심은 첫째, 예후가 비교적 양호하기 때문에 낙관적 태도를 갖도록 환자와 가족을 교육하고, 둘째, 기분장애는 재발 가능성이 높은 만성 정신질환이기 때문에 장기치료의 중요성을 인식시키며, 셋째, 자해나 타해의 위험성이 있거나 자신을 돌볼 능력이 부재하고 환자의 일상적 지지체계가 붕괴되었을 경우 또는 급성 내과적 질환이 병발했거나 특별한 진단적, 치료적 필요성이 있을 때는 입원치료를 고려해야 한다는 점이다.

"마음이 불확실한 상태에 있을 때는 아주 가벼운 충동도
어떤 방향으로든 마음을 돌려놓는다."

-테렌스(Terence)

# 조현병

조현(調絃)의 원래 의미는 현악기의 음률을 고른다는 뜻이다. 조현병(attunement disorder)은 정신의 기능을 현악기의 줄에 비유해서 정신의 각각의 기능이 서로 조화를 이루지 못한 상태를 마치 현악기의 줄이 잘 조율되지 않은 상태로 은유적으로 표현한 정신의학적 용어다. 과거에는 정신분열병이라 불렀는데, 정신분열이란 용어에서 감지되는 편견과 오해로 인해 부정적 인식과 사회적 낙인을 초래하고, 정신분열병이란 명칭이 질환의 특징을 온전히 반영하지도 못한다는 비판에 따라 2011년 3월 조현병으로 명칭을 변경하였다. 정신분열병이라는 용어를 최초로 번역한 일본에서는 2002년 8월부터 통합실조증(integration disorder)으로 바꾸어 현재까지 사용하고 있다.

조현병을 안다는 것은 정신의학을 이해하는 것이라는 말이 있다. 그만큼 조현병이 복잡하고 난해한 정신질환이라는 뜻이다. 혹자는 그래서 조현병을 정신의학의 암이라고 부르기도 한다. 조현병 환자는 꿈과 현실을 구분하지 못한다. 즉, 보통 사람이 꿈속에서 경험하는 것을 조현병 환자는 현실에서 경험한다. 꿈에서는 시공간 지각과 연상 과정이 뒤죽박죽이고 비논리적인데, 조현병 환자의 사고연상체계가 꿈에서와 비슷하다는 뜻이다. 이런 사고과정을 1차과정사고(primary process thinking)라 한다.

가장 심각한 중증 정신질환인 조현병은 정확한 원인이 밝혀져 있지 않고 다양한 신경발달적, 신경변성적 요인들이 복잡하게 얽혀 발병하는 일종의 뇌질환이다. 조현병은 확인된 원인이 없기 때문에 원인적 진단이 아니다. 또한 현상학적으로 이 병을 규정하는 특징적인 증상(pathognomonic symptom)도 없다. 조현병은 다양한 징후와 증상의 임상증후군으로서 현상학적으로 나타나는 일군의 임상양상에 근거해서 진단한다. 유병률이 0.5~1%에 이를 정도로 비교적 흔하다. 전형적으로 청소년기 또는 초기 성년기에 발병해서 만성적 경과를 취한다. 발병 후 병전 상태로 완전히 회복되면 조현병이 아니라고 할 정도로, 일단 발병하면 적극적인 치료에도 불구하고 정상 상태로 회복이 어렵다.

크레펠린(Kraepelin, E.)은 병의 경과와 전귀를 바탕으로 조현병의 개념을 최초로 기술하였다. 그는 조현병이 주로 사춘기나 초기 성년기에 발병해서 사고, 정서, 행동, 인지 등 인격의 전반적인 와해를 초래하여 인생의 이른 시기에 치매에 이른다 해서 조발성 치매(dementia praecox)라 명명하였다. 훗날 환자의 12.5%는 치매에 이르지 않고 회복된다는 것을 관찰한 후, 조발성 치매라는 진단을 철회하였다. 블로일러(Bleuler, E.)는 증상의 특성에 초점을 맞추어서 사고 형태와 표현의 파편화를 초래하는 연상이완(loosening of association)을 핵심적인 기본 증상으로 보고, 정신분열병(schizophrenia)이란 진단적 용어를 처음으로 고안했다. 정신분열병을 뜻하는 schizophrenia는 분열을 의미하는 schizo와 정신(마음)을 의미하는 phrenia의 합성어로 일본에서 정신분열병으로 번역하였다. 블로일러는 크레펠린에 비해 만성화와 인격의 황폐화를 덜 강조하였지만, 질병의 개념이 너무 포괄적이고 광범위해서 정신분열병의 진단을 남발하는 폐해를 초래케 했다.

**조현병의 증상**은 크게 양성증상, 음성증상, 그리고 인지증상으로 대별된다. 양성증상은 정상적인 인지 또는 감정 기능의 왜곡이나 과다한 상태를 반영하는 것으로, 추론적 사고의 왜곡인 망상과 지각의 왜곡인 환각, 연상이완으로 언어와 의사소통이 불가한 와해된 언변, 생각의 내용과 감정이 서로 부합되지 않은 부적절한 정동, 기이하게 와해된 행동 등을 말한다. 음성증상은 정상 기능의 소실이나 감소를 반영하는 상태로, 빈약한 언어 또는 내용이 없는 언어를 보이는 무어증(alogia), 감정 표현 능력이 감퇴한 감정둔마(apathy), 사회적

작용에서 흥미를 상실하고 기쁨을 느끼지 못하는 무쾌감증(anhedonia), 목적지향적 행동을 시도하거나 유지하지 못하는 무의욕증(avolition) 등을 말한다. 인지증상으로는 주의력과 집중력의 저하, 기억장애 또는 기억착오 등이 있다. 주로 양성증상에 의해 주위 사람들의 주의를 끌게 되고, 음성증상은 일상생활에서의 정상적인 기능이 손상되는 경향으로 나타난다.

**조현병의 원인**은 밝혀져 있지 않다. 다만 유전적, 생물학적 요인과 심리사회적 요인 및 환경적 요인들이 서로 복합적으로 작용해서 발병하는 일종의 뇌질환이라는 점에 대해서는 크게 이견이 없다. 즉, 유전자가 동일한 일란성 쌍생아의 약 50%에서 조현병이 일치한다는 점에서 유전적 소인이 발병에 관여한다는 점은 분명하지만, 나머지 50%에서 조현병이 발병하지 않는다는 점은 심리사회적 또는 환경적 요인이 발병에 관여함을 의미한다. 조현병 환자에게서 초기 뇌발달에 이상이 있음에도 불구하고 임상증상의 발현은 주로 사춘기 후기나 초기 성년기다. 이러한 사실에 착안해서 구조적 이상이 있는 취약한 뇌가 제2차 성징이 나타나는 사춘기나 초기 성년기의 내분비기능의 변화와 극심한 심리사회적 스트레스를 더 이상 견디지 못해 조현병이 발병한다는 주장이 현재 받아들여지고 있는 가장 타당한 발병 가설이다.

1950년대에는 조현병을 만드는 어머니(schizophrenogenic

mother)란 용어에서 시사되듯 지배적이고 간섭적인 가족병리가 조현병의 발병에 중요하다는 주장이 있었다. 뇌과학이 발달한 요즘에는 인정되지 않는 가설이다. 가족병리설은 조현병의 원인을 가족의 문제로 치부함으로써 생기는 가족들의 불필요한 죄책감으로 인해 질환에 대처하는 데 부정적 영향을 끼치는 결과를 초래하기도 했다.

조현병의 임상증상은 뇌의 도파민(dopamine) 신경계의 기능 이상으로 설명하는 것이 가장 설득력이 있다. 양성증상은 도파민 신경계의 활성 과다, 음성증상은 활성 저하와 관련이 있다. 글루타메이트(glutamate) 신경계와 세로토닌(serotonin) 신경계는 각각 도파민 신경계의 기능을 조절하는데, 이들 신경계의 이상은 도파민 신경계에 영향을 미쳐 임상증상의 발현에 관여한다.

**조현병의 치료**에서는 약물치료가 가장 중요하다. 그중 항정신병약물이 가장 중요한데, 주로 도파민 신경계와 세로토닌 신경계에 작용해서 도파민 신경계의 활성을 조절함으로써 증상을 완화시킨다. 최초의 항정신병약물은 클로르프로마진(chlorpromazine)으로 1952년 처음으로 정신병적 조증 환자에게 사용되었다. 초기의 전형적 항정신병약물은 음성증상에는 효과가 적거나 오히려 악화시키는 경향이 있었다. 또한, 파킨슨병(Parkinson's disease)에서 볼 수 있는 손떨림이나 강직 등의 추체외로증상, 항콜린성 증상(입마름, 시력장애, 배뇨곤란, 기억력 장애 등), 내분비기능장애(여성형 유방, 발기부전, 젖 분비), 체위성 저혈압 등의 다양한 부작용은 약물의 순응도를 저하시키는 요인이 되었다. 요즘은 부작용과 효과 면에서 훨씬 개선된 2세대 내지 3세대 비정형 항정신병약물을 주로 사용한다.

항정신병약물을 사용할 때 반드시 유념해야 할 것은 첫째, 약물의 효과는 대개 약에 상관없이 환자의 60~70%에서 효과가 있고, 나머지 30~40% 환자에서는 효과가 없거나 부분적인 효과를 보인다는 점이다. 다시 말하면 어떤 항정신병약물을 선택했을 때 그 약물이 환자에게 반응을 보일 가능성은 60~70%에 불과하다. 둘째, 선택한 약물이 적절해도 치료효과가 나타날 때까지는 적어도 2주 정도의 기간이 필요하다. 따라서 최소 4주 정도 사용했음에도 적절한 치료효과가 없을 때는 선택한 약물이 그 환자에게는 적합하지 않다고 판단하고 다른 약물로 바꾸는 것을 고려해야 한다. 셋째, 사용한 약물의 효과를 판단하기 위해서는 충분한 용량(최대 허용량)을 충분한 기간(적어도 4주) 동안 사용해야 한다. 즉, 충분한 용량을 충분한 기간까지 사용한 후에 약물의 효과 유무를 판단해야 한다. 통상적으로 충분한 용량의 약물을 4주 정도 사용했음에도 반응이 없을 경우에는 다른 약물로 바꾸고, 부분적인 반응을 보일 때는 바꾸거나 다른 약물과의 병용을 통해 효과를 증강시킨다.

개인정신치료나 가족치료 또는 사회환경치료 등으로 약물치료를 대신할 수는 없다. 그러나 이러한 치료는 개인의 심리적 갈등을 완화하고 가족 내 정신병리를 개선하며, 사회적응이나 사회적 기술 습득에 도움이 되기 때문에 조현병의 경과에 긍적적인 영향을 끼친다.

조현병의 치료에서 주의해야 할 것은 단기정신병적장애(brief psychotic disorder) 및 조현병양장애(schizophreniform disorder)와의 감별진단이 매우 중요하다는 점이다. 단기정신병적장애와 조현병양장애는 조현병과 증상적인 측면에서는 구분이 안 되고 임상경과로만 구분된다. 즉, 단기정신병적장애는 자연적 경과가 한 달 이내, 조현병양장애는 한 달 이상 6개월 이내로 끝나기 때문에, 조현병으로 확진되지 않는 한 단기정신병적장애와 조현병양장애는 대개 6개월 이상의 유지약물치료는 필요하지 않다. 하지만 이들 장애는 재발할 가능성이 있기 때문에 지속적으로 경과 관찰을 해야 한다.

조현병의 전귀는 환자의 약 1/3에서는 초기의 적극적인 치료로 어느 정도 사회생활이 가능할 정도로 호전되고, 약 1/3에서는 적극적인 치료에도 불구하고 반복되는 증상의 악화와 완화로 입원과 퇴원을 되풀이하는 이른바 회전문증후군(revolving door syndrome)의 양상을 보인다. 나머지 1/3에서는 어떠한 치료에도 반응하지 않거나 점진적으로 악화해서 조발성 치매 상태에 이르는 경과를 취한다. 조현병은 일단 발병하

**조현병의 자연 경과**

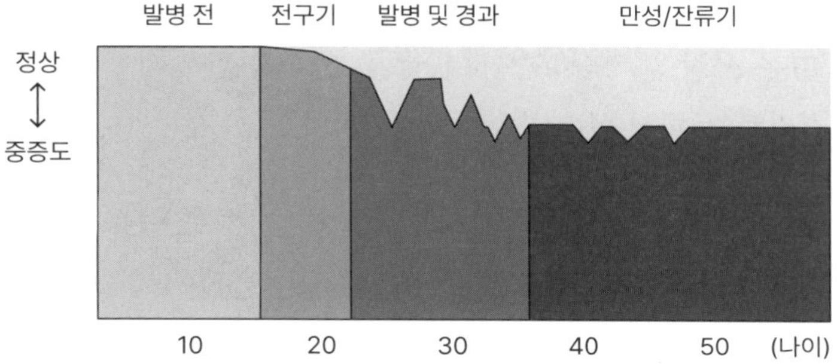


면 병전 상태로 회복이 거의 불가능한 중증 정신질환으로서 만성적 경과를 취하며, 증상 관리를 위해 거의 평생 동안 유지 약물치료를 필요로 한다. 고혈압이나 당뇨병에서 혈압과 혈당량이 정상이더라도 정상 상태를 유지하기 위해 거의 평생 약물치료와 식이요법을 하는 것과 마찬가지다.

○

"다른 사람을 의심하는 것은 종종 자신을 은밀히 정죄하는 데서 나온다."

-시드니(Sidney, P.)

# 망상장애

망상은 사실이 아닌 것을 사실이라고 확신하는 것으로서 그 사람의 교육적, 문화적, 종교적 배경을 고려하더라도 이해되지 않는 잘못된 믿음이다. 망상장애(delusional disorder)는 이러한 망상을 특징으로 하는 정신병적 장애로 환각은 보통 동반되지 않는다. 망상장애에서 볼 수 있는 망상의 특징은 이해할 수 없는 괴이한 것이 아니라 나름대로 조직적이고 논리적 체계를 이루고 있고, 망상의 내용에 부합하는 정서나 감정을 보이면서 사회적 행동엔 지장이 없으며, 비교적 인격의 통합이 잘 유지된다는 점이다. 물론 장기간에 걸친 경우에는 약간의 인격 붕괴가 초래될 수도 있다. 괴이하지 않은 망상이란 사실은 아니지만 실제 생활에서 일어날 수 있는 내용의 망상을 의미한다. 따라서 전문가가 아니면 망상을 판단하기 어려운 경우가 흔하다. 망상장애와는 달리 조현병에서 볼 수 있는 망상은 논리적 체계가 허술하고 파편화되어 있으며, 정서나 감정과 괴리되고 환청이 동반되어 있어 대개 일반인들도 쉽게 망상을 알아챈다. 과거에는 망상장애를 편집증 또는 편집성장애라 했지만 편집증이란 용어의 개념이 애매하고 피해라는 의미가 강해 현재는 사용하지 않는다.

망상장애는 망상의 내용에 따라 몇 가지 아형으로 나뉜다. 색정형 망상장애는 자신보다 사회적 신분이나 명성이 높은 사람으로부터 사랑을 받고 있다는 망상을 특징으로 한다. 자신을 사랑하고 있지만 뭔가 사정이 있어 사랑을 고백하지 못하고 있다고 믿는다. 스토킹의 가장 심한 형태를 색정형 망상장애에서 볼 수 있다. 대체로 성적 매력보다는 이상화된 사랑이나 영적 결합 등이 주가 된다. 흔히 망상의 대상에 접근을 시도하고, 특히 남자의 경우에는 법적인 문제를 야기하기도 한다. 여자에게 많이 나타나고 이들은 대개 독신이며 이성관계가 제한적이다. 과대형 망상장애는 자신이 특수한 재능을 가졌거나 위대한 발명을 했다는 망상을 가진 경우다. 사이비종교의 교주나 독재자 등에서 흔히 볼 수 있다. 질투형 망상장애는 배우자나 연인이 부정을 저지르고 있다고 망상을 가진 경우다. 흔히 의부증이나 의처증으로 불리기도 한다. 망상을 정당화하기 위해 사소한 증거들을 모으기도 한다. 때로는 망상 속의 부정행위를 막는다는 생각에서 배우자의 자유를 구속하거나 폭력을 가하기도 한다. 이는 오셀로증후군(Othelo syndrome)이 좋은 예다. 피해형 망상장애는 자신이 피해를 입고 있다는 망상을 특징으로 하는데, 대개는 사소한 일들이 과장되어 망상으로 진행된다. 망상으로 인해 반복적으로 투서를 넣거나 고소를 되풀이하는 고소광이 대표적이며, 망상장애의 아형 가운데 가장 흔하다. 신체형 망상장애는 단일 증상성 건강염려증적 정신병이라고도 한다. 신체 특정 부위에서 악취가 나거나, 피부에 벌레가 기어다니거나, 불치의 병에 걸렸거나, 특정 신체 부위에 기형이나 기능 이상이 있다고 믿는 것이다. 건강염려증과의 구별은 신체 증상에 대한 관심과 걱정이 얼마나 확고한지를 기준으로 판단한다.

망상장애는 조현병보다 훨씬 드물고, 중년기 이후에 주로 발병하며, 남자보다 여자에게 많다. 자발적으로 치료를 받는 경우는 거의 없고, 대개 가족이나 법원에 의해 강제로 정신과 치료를 받는다. 병원에 오는 환자들의 대부분은 기혼 상태다. 가족 내 의심이나 질투 또는 비밀주의뿐만 아니라 편집성 인격장애나 망상장애의 빈도가 높고, 환경적 영향이 유발인자로 작용하는 경향이 있다.

**망상장애의 원인**에 대해서는 알려진 바가 거의 없다. 뇌의 변연계와 기저핵을 포함하는 신경질환에서 망상이 많이 관찰된다는 점에서, 뇌의 이상을 추정할 수 있다. 망상장애의 소인으로서 이민, 난청, 기타 스트레스 등이 있다. 언어장애, 새로운 환경에 대한 부적응, 지역사회로부터의 격리 등이 망상장애를 일으키는 데 영향을 미치는 것으로 생각된다.

**망상장애의 치료**는 시작이 어렵다. 특히, 초기에는 환자뿐만 아니라 가족의 협조도 구하기 어렵다. 가장 필요한 것은 가족 중에서 가장 영향력 있는 사람의 확고부동한 치료 동의를 구하는 것이다. 그렇지 않으면 환자는 자신이나 타인에게 중대한 위협적인 존재가 된다. 강제입원은 환자의 불신과 분노를 일으키고 피해망상을 강화할 수 있기 때문에 세심한 주의를 요한다.

치료의 목적은 불안을 줄이고 현실적인 수준으로 의사소통을 회복하는 것이다. 치료자는 환자의 망상과 어떤 관련도 피해야 하고, 망상에 대한 부당성을 지적하거나 판단을 해서는 안 되며, 환자의 분노나 의심 또는 공격성에 두려움을 표시해서도 안 된다. 가장 중요한 것은 환자로부터 믿음과 신뢰를 얻고, 환자의 망상적 사고에 대해 중립적이면서 배척하지 않는 것이다. 환자가 자유롭게 의사 표시를 할 수 있도록 허용하고, 고립으로부터 벗어나도록 도와주며, 환자의 예민한 감수성을 존중해 준다. 항정신병약물은 불안, 초조, 망상적 사고 등의 개선에 도움이 된다. 환자는 약물에 대해서 의심이 많기 때문에, 부작용에 대해 충분히 설명해서 약물에 대한 저항감을 줄여 주어야 한다.

○

"차분하고 행복한 성격을 가진 사람은 나이의 압박을 거의 느끼지 않을 것이다."

-플라톤(Plato)

# 치매

치매(癡呆)라는 정신질환은 유사 이래로 인류와 함께해 왔지만, 치매를 뜻하는 dementia가 의학용어로 처음 사용된 것은 1797년 프랑스 정신과 의사 피넬(Pinel, P.)에 의해서다. 라틴어에 기원을 두고 있는 dementia는 박탈 또는 상실을 의미하는 접두사 de와 정신을 의미하는 어간 ment 및 상태를 가리키는 접미사 ia의 합성어로서 '정신이 없는 상태'라는 뜻이다. 치매라는 단어는 일본인이 dementia의 어원을 반영하여 치매(癡呆)라는 한자로 옮긴 것에서 유래한다. 치매란 어리석고 미련하다는 뜻이다. 치(癡)는 '병들어 기댈 녁(疒)'과 '의심할 의(疑)'로 이뤄져 있고, 매(呆)는 '강보에 싸인 어린아이' 또는 '사람이 기저귀를 차고 있는 모습'을 나타낸 상형문자다. 풀이하면, 치매란 병들어 침상에 누워 있거나 어디로 가야 할지 몰라 길을 헤매거나 의심하고 있는 노인이 어린아이 수준으로 퇴행된 상태라는 뜻이다. 참고로, 어리석고 미련함을 뜻하는 부정적 의미 때문에 최근에는 치매를 인지장애란 용어로 대체해서 사용한다.

치매는 일단 정상적으로 발달한 기억, 언어, 지남력, 판단력 등의 여러 영역의 인지기능이 뇌의 이상으로 감퇴하여, 일상생활이나 직업적, 사회적 기능을 수행하는 데 장애를 보이는 일종의 임상 증후군이다. 종국에는 사랑하는 가족뿐만 아니라 자신의 존재마저 잊어버리는 치매는 어쩌면 세상에서 가장 슬픈 질환일지도 모른다. 치매는 일단 뇌의 손상을 초래하는 다양한 원인 질환들에 의해 정상적으로 발달한 지적 기능의 저하가 일어난다는 점에서, 처음부터 지적 기능의 발달이 지연된 정신지체와 구별된다.

신경세포는 세포분열을 하지 않기 때문에 손상된 신경세포는 재생되지 않는다. 따라서 치매는 기본적으로 비가역적 과정을 밟는다. 사람들이 실제로 사용하는 뇌기능은 잠재적인 전체 뇌기능의 2~3% 정도밖에 안 된다. 그래서 어떤 학자는 뇌가 너무 과잉 진화했다고 말하기도 한다. 학습이나 훈련을 통한 지속적인 인지 자극은 그동안 사용하지 않았던 뇌기능을 활성화해서 어느 정도 인지기능을 유지할 수 있게 해 준다. 치매 환자에게 지속적인 감각 자극이나 운동을 통한 인지훈련이 손상된 인지기능의 회복에 중요한 이유다.

**치매의 원인**은 다양하다. 예컨대, 알츠하이머병(Alzheimer's disease)이나 파킨슨병(Parkinson's disease)과 같은 뇌변성질환,

두부 외상이나 뇌수두증 등에 의한 뇌손상, 반복되는 뇌경색과 같은 뇌혈관질환, 알코올을 비롯한 신경독성 물질 등에 의해 치매가 발생한다. 그중에서도 가장 흔한 원인 질환은 알츠하이머병과 다발성 뇌경색이고, 파킨슨병, 만성 알코올중독, 외상으로 인한 뇌손상도 주요한 원인 요소들이다.

**치매의 증상**은 이미 획득한 지적 기능의 붕괴와 이에 따른 추상적 사고와 판단력의 장애, 충동조절장애를 비롯한 인격의 변화가 핵심이다. 증상은 손상된 뇌 부위의 기능과 직접적으로 연관되어 있다. 초기에는 기억과 관련된 해마와 대뇌피질의 신경세포가 손상됨에 따라 기억장애가 주로 나타난다. 먼 과거의 기억에 비해 최근 기억의 장애가 특징적이다. 질문에 대한 반응이 주저되고, 이름과 전화번호를 까먹거나 전날에 있었던 일과 앞으로 해야 할 일을 잊어버린다. 예컨대, 수도꼭지를 잠그지 않거나 가스레인지의 불을 끄는 것을 잊어버린다. 황폐화가 진행되면 결국 먼 과거의 기억도 잃어버린다. 지남력 장애도 흔한 증상인데 초기에는 시간 감각이 사라져 약속을 잊거나 날짜와 요일을 잘 분간하지 못하고, 경과가 진행됨에 따라 공간과 장소에 대한 인식을 못 해 길을 잃고 방황하거나 외출했다가 집을 못 찾아온다. 마지막에는 평소 알고 지내던 사람을 잘 알아보지 못하고 심해지면 가족의 얼굴도 제대로 인식하지 못한다. 추상적 사고에서는 일반화, 합성화,

변별화, 논리적 개념 형성 등의 능력이 감퇴한다. 판단과 충동 조절의 장애는 보편적으로 나타난다. 이전과는 달리 언어가 거칠어지고 조잡한 농담도 거리낌 없이 한다. 외모에 무관심하고 위생 개념이 없으며 전통적인 사회규범을 무시하는 행태를 보인다. 인격의 변화는 흔한데, 원래의 인격이 강화되거나 과장되어 나타나기 때문에 주위로부터 사람이 변했다는 얘기를 자주 듣는다. 예컨대, 세심하고 꼼꼼한 가정주부가 집안 청소를 게을리한다. 부수 증상으로 언어장애, 실행증(apraxia), 실인증(agnosia), 시공간지각장애 등의 인지장애도 나타난다.

치매의 초기 단계에서는 돈 관리, 집안 관리, 대중교통 이용 등의 사회생활에 필요한 기능에 지장이 초래되고, 중기 단계에서는 옷 입기, 식사하기, 보행하기, 대소변 가리기 등 자신의 신체를 돌보는 기능의 장애로 인해 독립적인 생활이 어려워진다. 말기에는 단순하고 간단한 과제조차 수행하기 어렵고, 대소변 가리기나 음식 섭취까지 곤란해진다. 인지기능의 장애뿐만 아니라 임상 경과 중에 우울증, 편집증적 망상, 불안과 초조, 배회 등의 행동심리증상 등도 흔히 발생한다. 치매는 정상적인 노화 과정에 의한 인지기능의 저하와 구별되어야 한다. 정상적인 노화에서는 기억의 회상이 지연되고 새로운 것을 학습하는 게 어렵지만, 치매와는 달리 즉각 회상 능력과 먼 과거의 기억 및 재인 능력 등은 비교적 잘 유지되고, 기억력 이외의 다른 인지능력도 비교적 잘 보존된다.

**치매의 치료**에서 염두에 두어야 할 것은, 치매가 기본적으로 비가역적 병리 과정이므로 치료를 통해서 치매 이전의 상태로 되돌릴 수는 없다는 점이다. 치매의 치료에 있어서 일반적인 접근 방법은 첫째, 치매의 원인 질환을 치료한다. 원인 질환의 치료가 가능할 경우, 병전 상태로 회복되지는 않더라도 더 이상 치매가 진행하는 것은 막을 수 있다. 둘째, 치매의 원인이 되는 기저 질환은 치료할 수 없더라도, 치매에서 나타나는 기억장애나 행동심리증상의 일부는 약물치료로 어느 정도 제어가 가능하다. 하지만 치매의 병리 과정이 비가역적이므로 종국에는 약물치료로도 도움이 되지 않는다. 셋째, 치매 환자의 가족과 간병인에 대한 상담이나 교육을 시행한다. 치매의 질병 과정에 대한 이해는 환자를 돌보는 과정에서 겪게 되는 심적 스트레스를 완화하고 정서적 안정을 유지하는 데 도움이 된다. 마지막으로 치매 환자에게 일어날 수 있는 사고를 미연에 방지하기 위한 조치들을 취한다.

치매의 최초 징후인 인지증상은 치매를 진단받기 훨씬 이전부터 서서히 나타나기 때문에, 건강한 생활습관은 치매를 어느 정도 예방하거나 지연시킬 수 있다. 미국의 신경과 전문의 터커(Tucker, H.)는 2021년 2월 기네스북에 최고령 현직 의사로 등재되었는데, 1922년생인 그는 한 방송에서 자신이 두뇌 기능을 잘 유지하기 위해 실천하고 있는 세 가지 생활습관을 소개했다. 첫째는 지속적으로 일을 한다. 은퇴와 인지기능 저하 간에는 상관관계가 있다. 둘째는 사회적 관계를 유지한다. 대인관계를 유지하는 것은 기억력을 비롯한 인지기능을 유지하는 데 도움이 된다. 마지막으로 독서를 한다. 좋은 독서는 뇌가 새로운 정보를 처리하게 함으로써 뇌건강을 잘 유지하는 핵심적 요소가 된다. 그는 나이가 들수록 뇌의 처리 능력이 저하되는 건 자연스러운 변화 과정으로 이해한다. 즉, 뇌의 일부가 위축되고 뇌 혈류량이 감소되며 신경세포 간의 소통이 원활하지 못하는 건 자연스럽기 때문에, 신체의 다른 근육과 마찬가지로 정신도 꾸준한 운동이 필요하다고 주장한다.

**치매의 예방**에 도움이 되는 생활습관들이다.

- 하루에 7~8시간 정도의 충분한 수면을 취한다. 수면은 뇌의 정보처리 속도, 반응시간, 기억 등과 밀접한 관련이 있다. 매일 적정 수면을 취하지 못할 경우에는 30분 정도의 낮잠으로 보충해 준다. 30분 정도의 낮잠은 정상적인 수면-각성주기에 지장을 초래하지 않고 뇌를 보호하는 데 도움이 된다.
- 가족이나 친구들과 사회적 유대 관계를 유지한다. 외로움과 사회적 고립은 뇌건강에 악영향을 미치는 중요한 요소다. 대화와 사회적 자극은 뇌의 신경회로(시냅스)를 활성화시키는 데 중요하기 때문에, 사회적 관계를 유지

하는 것은 매우 중요하다.

- 건강한 식단과 식습관을 유지한다. 비만은 치매의 주요 위험 요소다. 비만은 고혈압을 야기하고 뇌혈관을 손상시킬 수 있기 때문이다.
- 음주를 금한다. 알코올은 뇌신경과 혈관에 손상을 초래한다. 치매 환자의 10%는 음주와 관련이 있다.
- 인지 활동을 지속적으로 한다. 꾸준히 일하는 사람이 조기 은퇴한 사람보다 인지예비력이 늘기 때문에, 인지기능의 저하가 덜하다. 인지예비력이란 평생 쌓은 경험으로 인한 뇌신경세포 간의 신경회로를 말한다. 신경회로가 많을수록 치매 위험에 노출되더라도 인지기능의 저하가 덜하다. 어떤 일이든 상관없이 노년까지 꾸준히 일을 할수록 뇌의 인지예비력은 증가한다.
- 새로운 것에 도전한다. 새로운 악기를 배우거나 어렸을 때 연주했던 악기를 다시 해 보는 것만으로도 뇌에 자극을 줄 수 있다.
- 규칙적으로 운동을 한다. 운동 자체가 뇌에 자극을 준다. 적극적인 치매 예방을 위해서는 유산소 운동뿐만 아니라 근력 운동도 병행해야 한다. 근육 양이 많은 사람이 적은 사람에 비해 치매에 걸릴 위험성이 12% 정도 낮다.
- 청력을 관리한다. 중년 이후의 청각 능력은 뇌건강과

밀접한 관련이 있다. 청력 저하로 인한 뇌 자극의 부족은 대뇌피질의 퇴화를 촉진한다. 따라서 청력이 떨어지면 보청기 등 보조기구를 이용해서 적극적으로 대처한다.

- 뇌손상을 예방한다. 외상성 뇌손상은 인지능력 저하의 중요한 위험 요소로 알려져 있다. 축구 선수들이 일반인에 비해 치매에 걸릴 가능성이 1.5배 더 높다.
- 치매가 시작되었으면 초기 단계에서부터 적극적으로 대처한다. 치매 초기에서부터 인지강화제를 사용한다. 치매의 조기 진단과 원인 규명이 빠를수록 예방도 빨라진다.

# 외상후스트레스장애와 적응장애

개념적으로 스트레스와 직접적인 인과 관계가 있는 정신질환에는 외상후스트레스장애(posttraumatic stress disorder)와 적응장애(adjustment disorder)가 있다. 외상후스트레스장애에서 스트레스란 심각한 외상적 경험을 의미하는데, 전쟁, 끔직한 사고, 자연재해, 강간을 비롯한 폭력 등 생명을 위협하는 심각한 사건들이다. 이 사건들은 대부분의 사람들에게 뚜렷한 고통을 야기하는 스트레스로 작용한다. 반면에 적응장애에서 스트레스란 일상에서의 어려움이나 새로이 적응해야 할 환경적 요소들을 의미하는데, 대부분의 사람들은 이러한 스트레스 상황에서 정신과적인 증상을 나타내지는 않는다. 즉, 적응장애 환자는 내재된 인격적 취약함으로 인해 스트레스 상황에 비적응적으로 반응한다.

## 외상후스트레스장애

외상후스트레스장애는 심각한 외상적 경험 후에 나타나는 불안장애의 일종이다. 여기서 외상적 경험이란 생명에 심각한 위협이 되는 사건이나 상황을 의미한다. 예컨대, 전쟁이나 끔직한 사고와 재해 또는 강간을 포함한 심각한 폭행 등이 해당한다. 이전에 독일에서는 주로 전쟁공포증과 관련해서, 영국에서는 외상성 신경증(traumatic neurosis)과 관련해서 다루어졌다.

외상후스트레스장애의 핵심적인 임상양상으로는 세 가지가 있다. 첫째, 꿈이나 반복되는 생각을 통해 외상적 사건을 재경험한다. 예컨대 반복적으로 집요하게 외상적 사건이 상기되고, 사건과 관련된 꿈을 반복적으로 꾸며, 마치 사건이 재현된 것처럼 갑작스런 행동이나 감정이 야기된다. 둘째, 외부 세계에 대한 반응이 둔해지고 관계도 감소한다. 감정적으로 멍한 상태(psychic numbness)를 보인다. 셋째, 과잉 각성 상태로 자극에 과민하게 반응한다. 지나치게 잘 놀라고, 불면증에 시달리며, 유사한 외상적 사건에 노출되면 쉽게 증상이 악화한다. 외상후스트레스장애는 외상 후 6개월 이내에 발병하거나 회복되는 경우를 급성, 6개월 후에 발병하거나 6개월 이상 지속되는 경우를 만성으로 구분한다.

대책으로서 치료 3원칙은 조기 발견, 철저한 조기 개입 그리고 조기 업무 복귀다. 조기 개입이 적절하게 이루어지지 않으면 만성화로 이어질 가능성이 매우 높다. 특히 과거 전쟁 공포증으로 불렸던 외상후스트레스장애의 경우에는 이 원칙이 더 강조된다. 증상이 심하지 않을 경우에는 가능한 입원 치료를 하지 않는다. 우선적으로 고통을 주는 증상의 해소에 주력한다. 선택적 세로토닌 재흡수 차단제 같은 항우울제나 항불안제가 도움이 된다. 환자가 증상에 대해 말할 수 있도록 지지하고 격려하여 외상적 사건을 재구성하는 것 또한 치료에 도움이 된다. 필요 시 지지, 교육, 대처전략 수립, 사건의 수용 등을 포함한 단기간의 위기개입(crisis intervention)을 시도한다. 경우에 따라 심신이완요법도 도움이 된다. 아울러 가족에 대한 지지와 정신과치료에 대한 낙인을 없애주는 것도 중요하다.

### 적응장애

적응장애는 스트레스에 대한 비적응반응으로 심리적 증상이 발생한 상태다. 1980년에 처음으로 소개되었고, 이전에는 일과성 상황적 인격장애(transient situational personality disorder), 일과성 상황장애(transient situational disturbance)로 분류되었는데, 내재된 인격 결함 없이 어려운 상황이나 새로이 적응해야 하는 환경적 요소에 잘 적응하지 못하는 상태에 적용하였다. 적응장애는 스트레스 요인이 발생하고 3개월 이내에 부적응 반응이 나타나며, 스트레스 요인이나 그 결과가 소실되면 비적응 반응이 6개월 이상 지속되지 않아야 진단이 가능하다. 적응장애는 외상후스트레스장애와 함께 원인과 결과의 관련성을 추정하는 대표적인 정신질환이다. 대부분의 사람들은 스트레스 상황에서 정신과적 증상을 보이지 않는다는 점에서 적응장애 환자는 심리적 취약성이 내재되어 있음을 시사한다. 동반되는 심리적 증상의 특성에 따라 불안이 동반된 경우, 우울한 기분이 동반된 경우, 불안과 우울한 기분이 혼합된 경우, 행실장애가 동반된 경우 그리고 감정과 행실장애가 동반된 경우로 적응장애의 아형을 구분한다.

적응장애는 일반적으로 수일 내지 수주 정도 지속되는 일시적인 장애이다. 즉 스트레스 요인이 사라지면 증상은 6개월 이상 지속되지 않는다. 만약 스트레스 요인이 사라졌음에도 증상이 6개월 이상 지속될 경우는 다른 정신질환의 가능성을 고려해야 한다.

대책으로서 개인정신치료는 환자로 하여금 장애를 일으킨 심리사회적 스트레스 요인의 의미와 중요성을 재검토할 수 있는 기회를 제공한다. 약물치료는 주된 증상에 맞춰 약물을 선택한다. 예컨대 불안증상이 심하면 항불안제를, 우울증상이 심하면 항우울제를 투여한다.

○

"잠이 오지 않으면 누워서 걱정하지 말고 일어나서 무언가를 하라. 당신을 괴롭히는 것은 잠을 못 자는 것이 아니라 걱정이다."

–카네기(Carnegie, D.)

# 불면증

"지금도 나는 의사가 처방해 준 약에 의지해 잠들 때가 많다. 불면증은 교구장 시절에 얻은 병인데 아직도 그 약을 끊지 못하고 있다." 2004년에 발간된 『추기경 김수환 이야기』에 나오는 내용이다. 불면증에 대해 얘기하면서 굳이 국민의 추앙을 한 몸에 받았던 고(故) 김수환 추기경을 언급한 것은 그만큼 불면증이 흔한 증상이고, 불면증에 대한 대처가 거의 약에 의존하고 있다는 점을 지적하고 싶어서다.

인생의 1/3은 잠자는 시간이다. 그럼에도 불구하고 일반인들이나 심지어 의사들까지도 수면에 대한 이해는 거의 전무한 편이다. 사람들은 수면을 밤에 잠들었다가 날이 밝으면 깨는, 하루에 7~8시간 정도 필요한 단순하고 소극적인 생리 현상 정도로 이해한다. 해서 모자라는 잠은 낮잠으로 보충하거나 수면제로 해결한다. 불면에서 오는 신체적, 정신적 고통은 수면이 사람의 생존에 매우 중요한 생리적 역할을 담당하고 있다는 방증이다.

과학이 추구하고자 하는 궁극적인 목표는 자연의 정복이 아니라, 자연의 섭리를 이해하고 깨달음으로써 인류의 삶을 윤택하게 하는 것이다. 인간이 발견한 자연의 섭리 중 하나는 우주가 생멸을 반복하는 주기를 가진 거대한 유기체이며, 우주를 구성하는 작은 유기체인 인체도 우주의 질서와 조화를 이루는 생체리듬을 지녔다는 점이다.

매일 반복되는 인체의 수면-각성주기는 가장 중요한 생체리듬이다. 인생의 1/3을 차지하는 수면은 조용하고 어두운 방 안에 편안히 누워 있으면 이루어지는 소극적 현상이 아니라, 생체 내의 정교한 생물학적 시계에 따라 움직이는 능동적인 현상이다. 즉, 수면각성주기란 우주의 조화에 따라 뇌에 의해서 섬세하게 조절되는 능동적이며 적극적인 생물학적 과정이다.

잠자는 동안에는 현저하게 다르면서도 서로 밀접한 연관성을 갖는 두 가지 형태의 수면이 주기적으로 반복된다. 두 가지 형태의 수면은 뇌파 소견을 바탕으로 서파수면(slow wave sleep)과 꿈꾸는 수면(dreaming sleep)으로 구분한다. 서파수면은 전통적 수면으로 일컬어지는 깊은 수면으로, 신체기능의 회복에 관여한다. 꿈꾸는 수면은 빠른 안구운동이 동반된다고 해서 급속안구운동기(rapid eye movement, REM) 수면이라고도 한다. REM(렘)수면은 주의력의 유지, 기억의 재편성과 장기기억의 유지, 새로운 학습에 대한 준비, 긍정적인 자기주체감각의 통정에 관여한다.

일단 수면에 들면 얕은 수면인 1단계와 2단계 수면을 거쳐 30~45분 후에 깊은 수면인 서파수면에 도달하고, 다시 2단계 수면으로 돌아간 후 REM수면이 시작된다(제1수면주기). 제2수면주기는 첫 REM수면 후에 2단계 수면이 나오면서 시작되어 서파수면으로 옮겨 간다. 두 번째 REM수면은 수면 시작 후 3시간 정도 경과 후에 나타난다. 건강한 성인은 7~8시간의 수면 동안에 3~5회 수면주기가 반복되고, REM수면은 전체 수면의 약 20~25% 정도를 차지한다. 나이가 들수록 수면, 특히 서파수면의 양은 감소한다. 이처럼 수면은 생리적으로 복잡한 구조를 가진 생명 현상이다.

일상생활에서 받는 스트레스나 정신적 부담감은 REM수면의 요구량을 증가시킨다. 즉, 생활양식의 현저한 변화와 적응의 어려움 또는 정서적 갈등이나 과도한 지적 활동 후에는 REM수면이 증가한다. 변화를 요구받는 사람이 그렇지 않은 사람에 비해 수면시간이 길고, 상대적으로 REM수면도 증가한다. 학습 요구량이 많고 성장 과정에 있는 유아는 수면시간이 길고, REM수면도 전체 수면의 50%에 이른다. 이렇듯 정상적인 수면각성주기를 유지한다는 것은 인체의 정상적인 기능 유지에 필수불가결한 과정이다. 수면은 뇌의 수면중추를 자극함으로써 일어나며, 수면을 인위적으로 박탈하거나 주기를 변화시켰을 경우에는 다양한 신체적, 정신적 기능 장애를 초래한다. 역으로 신체적, 정신적 스트레스가 가중되거나 정서적 갈등으로 불면증(insomnia)이나 사건수면(parasomnia) 등의 수면장애가 발생할 수도 있다. 수면장애는 인체의 생물학적, 심리적 기능의 항상성 유지에 변조가 있음을 알려 주는 중요한 신호가 된다. 따라서 심신의 건강을 유지하기 위해서는 건전한 생활습관을 통한 안정된 수면각성주기를 유지하는 것이 매우 중요하다. 무분별한 수면제의 오남용은 수면각성주기를 인위적으로 변화시켜 자연적인 생체리듬의 변조를 야기하고, 만성적인 수면장애를 유발할 수 있다.

수면은 사람에게 어떤 생리적 역할을 수행할까? 첫째, 낮 동안에 소모되고 손상된 부분을 회복하는 기능이다. 생리적으로 가장 중요하다. 둘째, 인성학적 기능으로 낮 동안의 생존기능과 본능적 보존기능을 잘 유지할 수 있도록 준비하고 조절한다. 셋째, 인지적 기능으로 REM수면 동안 낮에 학습된 정보를 재정리해서 불필요한 건 버리고, 생존에 중요한 것은 재학습하여 기억한다. 즉, 단기기억을 장기기억으로 변환해서 저장한다. 넷째, 감정조절기능으로 불쾌하고 불안한 감정이 꿈과 정보처리를 통해 정화되어 기상 시 상쾌한 기분을 갖도록 한다. 마지막은 발생학적 기능으로 성장이 활발한 신생아에게서는 REM수면의 활동이 매우 활발하다.

**불면증의 의학적 정의**는 최소한 한 달 이상 잠들기가 어렵거나 수면 유지가 힘들어 사회적, 직업적 기능의 현저한 장애를 초래하는 경우를 말한다. 불면증은 원발성(일차성) 불면증과 이차성 불면증으로 구분한다. 원발성 불면증은 뚜렷한 신체적, 정신적 원인 없이 발생하는 불면증으로 정신생리학적 불면증이라고 하며, 잘못된 수면 습관이나 위생이 불면증의 악화나 만성화의 원인이다. 이차성 불면증은 기저질환의 증상으로 발생하는 불면증을 말한다. 흔한 기저질환으로는 우울장애, 불안장애, 알코올 의존 등이 있고 신체질환으로는 야간 근육연축, 역류성 위식도염, 장염, 수면무호흡증, 만성 폐쇄성 폐질환, 천식, 관절염, 편두통, 빈뇨를 동반한 비뇨기질환 등이 있다. 또한 불면증을 유발하는 약물로는 카페인, 메스암페타민(일명 히로뽕), 코카인, 니코틴 등의 중추신경자극제(흥분제)가 있다, 수면제를 장기 복용하는 경우에도 역설적으로 불면증을 유발할 수 있다.

**불면증의 치료 원칙**은 첫째, 정확한 진단 과정을 통해 불면증의 원인을 제거한다. 둘째, 수면위생을 통해 건강한 수면 습관을 기른다. 셋째 약물요법이다. 불면증의 내용과 원인을 무시하고 수면제를 함부로 사용하는 것은 매우 부적절하다. 수면제는 종류에 따라 수면유도, 수면유지, 기상 후 각성상태, 내성 및 의존성이 각기 다르다. 따라서 불면증의 상태를 잘 파악하여 이에 맞는 약물을 선택하는 것이 매우 중요하다. 수면제를 장기간 사용할 경우, 서파수면(깊은 수면)이 감소하고 1단계와 2단계의 얕은 수면이 증가하며, 수면의 전체적인 수면구조가 파편화되어 오히려 수면의 질을 떨어뜨린다. 특히, 수면제를 3~4주 이상 사용하면 약물의존이 생기기 쉽고, 역설적으로 불면증을 지속시킬 수 있다.

**수면위생**은 잠을 잘 자기 위한 모든 행동과 습관 등을 일컫는 용어로 건강한 자연 상태의 수면을 취하는 데 매우 중요하다. 불면증은 대부분 이를 잘 따르지 않아 발생한다.

올바른 수면습관은 다음과 같다.

- 규칙적인 수면-각성 주기를 유지한다. 즉 정시에 자고 정시에 일어난다. 특히 정시에 기상하는 것이 중요하다. 늦게 잤다고 늦게 일어나서는 안 된다.
- 낮잠을 피하고 아무 데서나 드러눕지 않는다.
- 평소의 수면시간만큼만 침상에 머무른다.
- 소음이 차단된 안락한 수면환경을 조성한다.
- 규칙적이고 적당한 운동량을 유지하고 가급적이면 야간 운동은 삼간다.
- 저녁에는 TV 시청보다는 라디오 청취나 독서가 도움이 된다.

- 잠이 오지 않을 때는 침상에 계속 머무르면서 애쓰지 말고, 침실을 나와 가벼운 독서 등을 하다가 잠이 오면 다시 잠자리에 든다. 즉, 각성 상태에서 30분 이상 침대에 머무르지 않는다.
- 침상에서 그날 있었던 일들을 정리하지 않는다.
- 침실에서는 수면이나 성생활 이외의 일체의 행위(예, 식사)를 하지 않는다.
- 자기 전에 따뜻한 우유 한잔을 마시는 것은 도움이 되고, 카페인이 들어 있는 커피, 홍차, 콜라 등은 삼가며, 알코올은 수면 유도에는 도움이 되지만 수면유지를 방해하기 때문에 삼간다. 자기 전 욕조의 더운 물에 몸을 담그고 심신을 이완하는 것도 좋다.

# 제4장

# 사회적인 문제들

"범죄인은 신체적 구조의 일부가 보통 사람과는 다르게 태어났기 때문에, 그가 저지른 범죄는 자유의지에 의한 것이 아니고 범죄인이 바로 그 원인이며, 범죄는 그 결과일 뿐이다."

-롬브로소(Lombroso, C.)

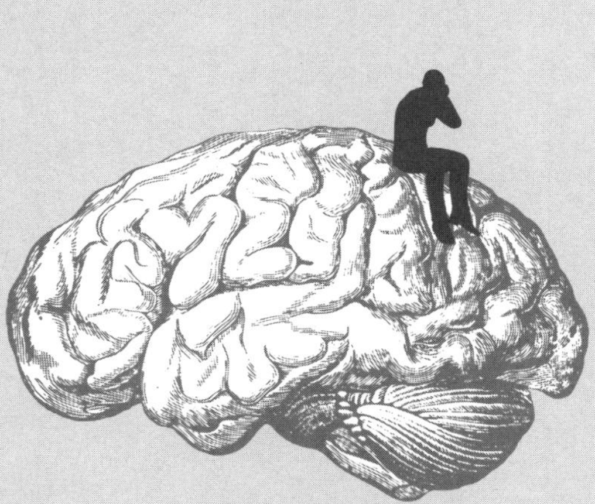

○

"인간의 무의식은 자신의 죽음을 믿지 않는다."

-프로이트(Freud S.)

# 자살

인간이 느끼는 최고의 두려움은 죽음에 대한 두려움이다. 죽음이 그토록 두려운 것은 죽음을 경험해 본 사람이 아무도 없어 죽음이라는 세계에 대해 전혀 알 수 없기 때문이다. 아무것도 알 수 없는 미지의 세계에 첫발을 들여놓을 때 느끼는 두려움이 죽음의 두려움과 비슷할 것이다. 어쩌면 죽음에 대한 두려움이 지친 삶을 지탱해 주는 원동력일지도 모른다. 스스로 자신을 죽음으로 내모는 자살행위는 심리적 절망감에서 벗어나기 위해 인간이 선택하는 가장 파국적 수단이다. 죽음의 두려움도 심리적 절망감의 벽은 넘지 못하는 것 같다.

자살이란 죽음을 초래할 의도를 가지고 자신의 생명을 스스로 끊는 행위를 말한다. 자살을 뜻하는 영어의 suicide는 라틴어의 sui(자기 자신)와 caedo(죽인다)의 합성어에서 유래한다. 동서고금을 막론하고 자살은 생명의 존엄성에 대한 훼손이라는 점에서, 일반적으로 바람직스럽지 못한 행동으로 간주되거나 심지어 죄악시되기까지 했다. 하지만 소크라테스(Socretes)는 "자살을 꼭 그렇게 옳지 않은 것으로만 생각할 필요가 있겠느냐?"라 했고, 쇼펜하우어(Schopenhauer, A.)는 "자살할 권리가 있음이 바로 인간이 동물보다 낫다는 점이다"라고 옹호하기도 했다. 그러나 17세기까지 영국에서는 자살이란 용어를 사용하지 않고 자기살해(self-homicide)를, 프랑스에서는 존속살인(parricide)이란 말을 사용하여 자살행위를 사법적 대상으로 삼았다. 자살을 옹호하기도 했던 쇼펜하우어의 말도 실은 삶에 대한 맹목적 의지가 고통의 원인이므로, 이 맹목적 의지를 부정하고 욕망의 집착에서 벗어나야 참다운 자유로움과 행복을 얻을 수 있다는 데 그 참뜻이 있다. 그는 그런 신념으로 금욕적인 생활을 통해 천수를 누렸다.

자살을 학문적 대상으로 삼은 최초의 학자는 프랑스의 사회학자 뒤르켐(Durkheim, E.)이다. 그는 사회의 힘이 어떻게 인간 개인에게 영향을 미치는가에 따라 자살을 세 가지 유형으로 분류했다. 이기적 자살은 개인이 자신이 속한 사회에 융화, 통합되지 못하고 고립되어 일어나는 자살이다. 대개 우울증과 같은 정신질환에 의한 자살이 이에 해당한다. 이타적 자살은 자신이 속한 사회에 너무 융화되어, 자신이 사회를 위해 희생하는 심정으로 일어나는 자살이다. 일본의 할복자살이 이에 해당한다. 아노미적 자살(anomic suicide)은 사회에 대한 개인의 적응이 차단되거나 와해되어 일어나는 자살이다. 예컨대, 경제적 파산으로 인한 자살을 들 수 있다. 아노미(anomie)란 개인의 행위를 규제하는 사회 공통의 가치나 도덕적 규범이 상실된 혼돈 상태를 뜻하는 용어로서, 사회 자체가 개인을 규제하지 못하고 개인 또한 불안정한 사회에 통합되지 못해 떨어져 나와 고립되는 사회심리적 현상을 일컫는 말이다. 아노미적 상황에서 유명인들의 자살은 비슷한 처지에 있는 일반인들의 모방자살을 부추기는 이른바 '베르테르 효과(Werther effect)'를 야기할 수 있다. 베르테르 효과는 괴테의 소설 『젊은 베르테르의 슬픔』에서 권총 자살로 생을 마감한 주인공 베르테르에 공감한 당시 유럽의 청년들이 베르테르처럼 권총 자살을 하는 사례가 급증한 데서 유래한다. 즉, 사회적으로 영향력 있는 유명인이 자살했을 때, 자신을 그 사람과 동일시하여 같은 방법으로 자살을 시도함으로써, 자신의 자살을 합리화하고자 하는 일종의 모방자살 현상을 베르테르 효과라 한다. 베르테르 효과를 확산시키는 중요한 매개체는 바로 언론이다. 때문에 언론에서 자살 사건을 다룰 때는 엄격한 보도기준을 지켜야 한다. 유명 연예인의 갑작스러운 자살이라는 극적 요소 때문인지는 몰라도, 그들의 구체적인 자살행위와 가족들의 상황을 마치 스포츠 중계하듯 대중의 흥밋거리로 전락시키는 언론의 보도행태는 그래서 천박하다.

심리적 관점에서는 자살을 어떻게 이해할까? 프로이트는 자살을 자신에게로 향한 공격성의 결과로 보았다. 대상에 대한 증오의 감정이 대상에서 분리되어 자신을 향함으로써 자신을 증오하게 되고, 이에 대한 응징으로 자살을 행한다는 것이다. 즉, 무의식적인 가학성이 자신에게로 향함으로써 자살이 일어난다고 보았다. 또 다른 정신분석가인 페니켈(Fenichel, O.)은 자신을 학대하는 초자아에게 의존할 수밖에 없는 상황에서 야기되는, 참기 어려운 죄책감의 긴장 상태에서 벗어나고자 하는 필요성의 결과로 나타난 것이 자살 행위라고 주장하였다. 자신을 응징하는 초자아를 살해하고, 다른 한편으로 자신을 보호해 주는 초자아와의 재결합을 도모하는 행위를 한꺼번에 감행하는 것이 자살 행위란 것이다.

인간의 무의식은 그 자신의 죽음을 믿지 않고, 무의식적 공상 속에는 영원불멸성이 자리하고 있다. 자살하는 사람의 심리를 이해하는 데 도움이 되는 말이다. 인간이 자살을 감행하는 심리적 동기는 대개 이렇다. 첫째, 자살을 통해 상대에게 복수하는 역습적 유기로서의 자살이다. 예컨대, 실연 후에 자살하는 경우다. 둘째, 무의식적 살인 충동 때문에 자살하는 반전살인으로서의 자살이다. 과거에 사랑했으나 지금은 증오하는 상대를 무의식적으로 자신과 동일시하여, 자신을 죽임으로써 상대를 죽이는 행위가 자살 행위라는 것이다. 셋째, 불행한 현실을 회피하고 새로운 세상에서 다시 만나 살아 보겠다는 환상에 사로잡혀 자살을 감행하는 것으로, 재결합을 기약하는 의미로서의 자살이다. 넷째, 인생에서 모든 의미를 상실했다는 강한 느낌을 가진 사람들이 영적 재생을 바라는 무의식적 소망에서 자살을 시도하는 것으로, 재탄생을 기약하는 의미에서의 자살이다. 다섯째, 인생의 중요한 것을 성취하지 못했다는 데서 오는 자책감에서 자신을 응징하는 뜻으로 자살을 감행하는 자기징벌로서의 자살이다. 마지막으로, 감정적으로 죽었다는 느낌에서 이루어지는 자살로 자신은 이미 죽었다고 생각하는 데서 오는 자살이다. 즉, 자살은 고통으로부터의 해방이고, 기정사실을 단지 실천에 옮기는 행위라는 것이다.

사람들이 자살에 대해 흔히 오해하고 있는 내용들이다.

- 자살할 사람은 남에게 그런 의사 표시를 하지 않는다.
  → 그렇지 않다. 자살자의 55~75%는 사전에 자살을 예고하는 경고를 보낸다.
- 자살하는 사람들은 반드시 죽고야 말겠다는 확고한 결단을 내린 사람이다.
  → 아니다. 자살자는 누군가에 의해 혹은 어떤 상황 변화에 의해 구원받고 구조되기를 마지막 순간까지 애타게 기다린다.
- 한번 자살 기도한 사람은 영구히 위험하다.
  → 틀렸다. 어느 제한된 시간에만 자살 충동이나 자살 의사가 있고 그 시기를 넘기면 얼마 동안 위험이

사라진다.

- 한번 자살 기도를 해 본 사람은 그것으로 인해 자살위험성이 영구히 사라진다.
  → 아니다. 실은 자살자의 45%는 3개월 전쯤 마지막 자살 미수가 있었고, 자살 기도자의 5%는 결국 자살로 인생을 마감한다.
- 자살은 유전병이거나 정신병이다.
  → 그렇지 않다. 자살은 유전과 상관없고, 자살 기도자나 자살자의 약 1/3 정도만 정신질환을 가지고 있으며, 대부분은 보통 사람이다.

자살이 정신질환은 아니지만 조현병이나 기분장애 같은 주요 정신질환자는 일반인에 비해 자살률이 매우 높다. 주요 정신질환자의 약 10% 정도는 자살로 삶을 마감한다. 정신질환자가 자살을 선택하는 이유로서는 첫째, 정신질환 자체 또는 2차적 증상들과 관련이 있는데, 스스로 불행하다고 생각한 나머지 의식적으로 자살을 선택하는 것이다. 이들은 스스로 정신질환을 앓고 있다는 사실을 알고 있고, 이런 상황이 오래도록 지속될 것이라는 것도 분명히 인식하고 있다. 삶이 고통스럽다는 사실을 뚜렷이 느끼기 때문에 계속해서 이렇게 살아야 한다는 생각을 견디기 힘든 것이다. 결국 이런 고통을 끝내기 위해서는 자살 외에 별다른 방법이 없다고 생각한다. 둘째, 정신병적 증상이 심한 환자들은 정말로 죽는다는 사실을 믿지 않는다. 예컨대, 심한 조증 상태로 스스로를 불멸의 존재로 믿고 절벽 아래로 뛰어내리는 경우다. 이들은 행동의 결과를 생각하지 못하거나, 환청이 지시하는 대로 또는 망상적 믿음에 따른다. 가장 슬픈 자살이다. 마지막으로, 뭔가 메시지를 전하려는 노력 중에 본의 아니게 자살을 하는 경우다. 잠시나마 고통에서 벗어나고자 약물을 과용하거나, 자동차를 과속하거나, 손목 자해를 하는 경우를 들 수 있다. 견디기 힘든 고통스러운 감정을 이겨 내고 싶었지만 직접 도움을 요청하지 못한 경우다.

자살의 기미를 비치거나 암시하는 행동을 인지했을 경우에 의사는 적극적으로 자살의 의도나 구체적인 방법과 자살 시도 여부에 대해 얘기를 나누어야 한다. 중립적, 과학적, 냉정한 태도는 위급한 환자에게 맞지 않다. 자살 얘기를 꺼내면 오히려 자살을 부추기지 않을까 하는 걱정은 기우다. 오히려 자살에 대한 감정이나 숨겨진 이유, 마땅한 대안 등에 대해 얘기를 나눔으로써 자살하고자 하는 마음은 훨씬 가벼워진다. 환자는 의사가 먼저 알아차려서 자살에 대해 질문해 주기를 고대하고 있기 때문에, 의사는 자살에 관해 질문하는 것을 두려워해서는 안 된다. 하지만 자살에 대한 생각이 없다고 하는데도 자꾸 반복해서 같은 질문을 하는 것은 삼가야 한다.

질문하는 방법은 처음에 광범위하게 묻다가 점차 구체적

인 질문으로 옮겨 간다. 예컨대, 많이 힘드시죠? 기분은? 자포자기하고 싶은 심정이에요? 죽고 싶은 생각도 드시느냐? 자살하는 방법도 생각해 보셨느냐? 자살 준비를 구체적으로 하셨느냐? 실제로 자살 시도를 해 보셨느냐? 순으로 물어본다. 대체로 환자들은 정직하게 대답을 잘 해 주고, 용기 있고 자상하게 물어 준 의사에게 고마워한다.

다음은 자살을 예견할 수 있는 전조 양상들이다.

- 주위 사람들에게 농담 비슷하게 자살의 의사를 내비치거나 말을 한다.
- 평소에 신앙심이 돈독하지도 않은 사람이 성직자를 찾거나 건강에 별 문제가 없는 사람이 애매모호한 이유로 의사를 찾는다.
- 자살의 결정과 실행까지 1주에서 1개월 정도 시간이 걸린다. 대개 위축되고, 식사량이 줄고, 말이 없어지고, 성생활을 중지하고, 수면의 변화가 나타나고, 유서를 써 두고, 마치 긴 여행을 떠나는 듯 행동하고, 마지막 날에는 평소 소중히 여기는 애장품들을 남에게 나누어 주고, 내복을 갈아입는다.

어떤 경우에 자살의 위험성이 높을까? 자살의 계획이 구체적이고 방법이 처참할수록, 그리고 자살을 감행하는 날짜를 정해 놓고 있을 때 자살의 위험도가 높다. 비교적 안정된 성격의 소유자가 자살을 생각할 때도 자살의 위험성이 높다. 또한, 자살을 유발시킨 스트레스가 있을 경우와 증상이 심할수록 자살의 위험도도 커진다. 실제로, 자살 위험성이 있는 사람들의 5%는 동시에 살인의 잠재성이 있다. 한편, 자살미수자가 다시 자살을 시도할 수 있는 위험성이 높은 경우는 구조된 후에도 계속해서 죽겠다고 하거나 과거에 자살을 기도한 적이 있을 때, 처참한 방법으로 자살을 기도했을 때, 완연한 정신병적 상태에서 자살을 기도했을 때, 그리고 우울증이 심하거나 만성 질환이 있거나 정신병의 과거력이 있거나 최근에 대수술을 받았을 때다. 또 유서를 남겨 놓았거나 자살로 얻을 수 있는 부차적 이득이 없을 때가 자살을 재시도할 위험성이 높다.

자살은 그것이 사회적 문제에서 기인하든, 개인적 문제에서 기인하든 간에 궁극적으로는 자기와의 싸움에서 패배하여 선택한 파국적 수단이다. 이는 자살하거나 자살을 기도하는 사람들의 심리적 특성에 잘 드러난다. 삶의 모든 의미를 상실했다고 느끼는 사람이 영적인 재탄생을 바라는 무의식적 소망의 발로에서, 삶의 좌절에서 오는 고통에서 벗어나 새로운 세상에서 먼저 간 사람들과의 재회를 통해 다시 행복하게 살고 싶은 환상에서, 자신에게 상처를 준 대상이나 상황에 대한 복수심에서, 또는 인생의 실패에서 오는 자책감에 대한 자기응징으로서 자살을 감행한다. 자살행위가 단순한 삶의 의욕의 감소에서 기인한 것이 아니라, 삶에 대한 적극적 의지 내지 공격성을 내포하고 있다는 뜻이다. 때문에 자살은 예방이 가능하고, 사회가 자살에 관심을 가져야 하는 당위성 또한 여기에 있다.

자살을 심각하게 고민하고 있는 사람은 "패배에 따르는 고통을 자발적으로 겪으면서 인품이 형성된다"는 쇼펜하우어의 말을 마음속 깊이 새기면서, 러시아 시인 푸시킨(Pushkin, A)의 시를 음미해 보는 것도 도움이 될 것이다.

> 삶이 그대를 속일지라도 슬퍼하거나 노여워 말라. 슬픈 날엔 참고 견디라 즐거운 날이 오고야 말리니. 마음은 미래를 바라느니 현재는 한없이 우울한 것. 모든 것 하염없이 사라지나 지나가 버린 것 그리움 되리니. 삶이 그대를 속일지라도 노하거나 서러워하지 말라. 절망의 나날 참고 견디면 기쁨의 날 반드시 찾아오리라. 마음은 미래에 살고 현재는 언제나 슬픈 법. 모든 것은 한순간 사라지지만 가 버린 것은 마음에 소중하리라.

# 살인

인간의 기본적 본능인 공격성이 외부로 발현된 가장 극단적인 행위가 바로 살인이다. 성경에서 최초의 인간인 아담과 하와 사이에서 태어난 장남 카인이 인류 최초의 살인자이고, 피살자는 그의 아우 아벨이다. 카인은 밭을 가는 농부이고, 아벨은 양을 치는 목자다. 야훼께 카인은 곡식을, 아벨은 양 떼 가운데 맏배의 기름기를 예물로 드렸고, 야훼께서는 아벨과 그가 바친 예물을 반겼지만 카인은 반기지 않았다. 카인의 살인 동기는 바로 아벨에 대한 앙심에서 비롯되었고, 살인죄를 짓고 쫓겨난 카인은 다른 사람들이 자신을 해코지할까 봐 두려움에 떨었다. 성경에 기록된 최초의 살인은 신화적 은유로서 매우 시사하는 바가 크다. 창세기부터 살인이 있었다는 성경의 기록은 인류가 존재하는 한, 인간은 근본적으로 살인으로부터 자유롭지 못할 것이라는 점을 암시한다.

살인은 크게 계획살인(모살, murder)과 우발살인(고살,

manslaughter)으로 구별할 수 있다. 이들을 구분하는 기준에는 심리적, 윤리적 요소가 포함되며, 어떤 기준으로 구별하는지에 대해서는 의견이 분분하다. 참고로, 우리나라는 일본이나 프랑스처럼 형법에서 모살과 고살을 구분하지 않는다. 한편, 살인을 증상적 살인(symptomatic murder)과 본질적 살인(essential murder)으로 구별하기도 한다. 전자는 증오심이나 적대감, 자존심의 손상, 알코올중독, 정신운동성 뇌전증 등의 증상으로 인해 살인이 일어나고, 후자는 살인자가 확실한 목적을 갖고 치밀한 계획하에 살인을 저지른다. 후자의 경우는 주로 반사회적 또는 비사회적 인격장애자들로서 소위 사이코패스(psychopath) 또는 소시오패스(sociopath)라 일컬어지는 정신사회병질자들이다.

살인의 70~80%는 주로 20~40세 연령층에서 일어난다. 이는 인간이 가장 활동적인 시기에 살인을 저지른다는 것을 뜻한다. 살인자들에게서 볼 수 있는 일반적인 정신의학적 특징들은 이렇다.

- 어린 시절 부모로부터 학대나 매질을 당한 경우가 많다.
- 과거 범죄 혐의로 입건된 경우는 의외로 적어 16%에 불과하다. 즉, 평소에 별 문제를 일으키지 않는 사람들이 어이없이 살인을 저지르는 경우가 많다.
- 살인은 어떤 사건의 해결 과정에서 일어나고, 사건은

평균적으로 범행 3일 전에 있었다. 이전에도 살인자와 피살자 간에 유사한 사건이 있었지만 대부분은 위험한 행동에까지 이르지는 않았다.

- 살인 당시의 정신 상태는 70%에서 해리반응을, 16%에서 정상 상태를, 14%에서 조현병을 포함한 정신병적 상태를 보인다. 해리반응과 같은 의식의 변화가 있었던 경우, 살인 직전까지는 평상 상태를 유지한다. 살인 후 기억의 회상에 착오가 있어 부분적인 기억상실을 보인다. 살인 당시의 의식의 변화는 현실에서 용납할 수 없는 충동을 인지하고 행동화하는 것에 대한 방어기제로 일어난다.
- 살인 당시 31%는 음주 상태였으나 음주량은 많지 않았다. 음주는 긴장을 완화하려는 시도의 일환이다.
- 살인이 일어난 장소는 집 내부 58%, 집 외부 11%, 자동차 내부 11%, 사업장 10%, 술집 6% 순이었다. 의외로 자동차 안에서 살인이 많은 것은 평소에도 자동차 안에서 긴밀하고 격렬한 갈등이 빈번하다는 것을 뜻한다.
- 피살자는 배우자(30%), 친지(30%), 잘 모르던 사람(15%), 애인(14%), 친척(11%) 순이었다. 여기서 잘 모르던 사람이란 전혀 생면부지가 아닌 과거에 한두 번 만났던 사람이다. 살인은 배우자나 애인과 같은 남녀관계에서 가장 빈번하였다.

- 살인자의 75%는 살인이 있기 전 피살자와 언쟁이 있었고, 과반수 이상은 살인 직전에 있었다. 나머지 25%는 양자 간에 감정적 갈등이 전혀 없었고, 주로 정신병에 의한 살인이었다.
- 정신질환의 과거력이 없는 경우가 많다.
- 도덕심이나 양심에 해당하는 초자아에 결함이 있는 경우는 예측과는 달리 19%에 불과했다. 오히려 초자아가 지나치게 비대한 경우가 68%에 이르렀다. 즉, 살인자에게는 응징적이고 가혹한 초자아가 문제다. 이런 사람들은 성격이 완고하고 융통성이 적으며 평소에 억압과 반동형성 및 격리 등의 방어기제를 잘 사용한다. 자신을 관대하고 온후하며 희생적이라고 여기다가 남들이 자신처럼 그렇지 못할 때 분노를 쉽게 표출한다.
- 살인은 교육에서 소외된 하류층보다 중산층에서 많았다.

**돌발살인**(sudden murder)은 우발살인으로 과거에 반사회적, 공격적 행동을 보이지 않았던 사람이 예기치 않게 저지르는 순간적이고 충동적인 살인을 말한다. 돌발살인자들의 정신의학적 특징은 이렇다.

- 간섭 많고 지배적이며 과잉보호하는 어머니와 적대적이고 지나치게 근엄한 아버지 사이에서 성장하면서 정

서적으로 늘 불안정하거나 부적절하다.

- 살인 직전에 살인의 직접적인 유발요인이 되는 모욕을 겪었다. 이때의 모욕은 일반인이라면 기분이 나빠도 참을 수 있을 정도의 모욕이다. 이들은 살인 직후 대부분 '홀가분하다', '잘했다', '또 그런 상황이 되면 그렇게 하겠다'라고 한다. 이제는 사회에 순응해야 한다는 책임에서 벗어나 사회가 자신을 보살펴 주는 입장으로 바뀌었기 때문이다.
- 대개 반사회적 성격이 아닌 분열성 성격의 소유자로서 정서적으로 냉담하고, 고립되어 있으며, 분노를 잘 표현하지 못하는 성향이 강하다. 비능률적이면서 고립감이나 원한에 차 있는 수동공격성 성격의 소유자도 많다. 조현병은 30% 미만으로 살인 후에도 자신의 행위가 정당했다고 믿는다.

사람들은 불특정인에 대한 소위 '묻지 마 살인'을 조현병을 비롯한 정신병 환자의 소행으로 여기는 경향이 있다. 이는 보통 정신병에 대한 오해와 편견에서 기인한다. 오해의 기저에는 정신병에 대한 막연한 두려움이나 공포가 자리하고 있다. 실제로, 정신병에 의한 살인의 빈도는 일반인에 의한 살인의 빈도보다 낮은 것으로 알려져 있다. 정신병에 의한 살인의 특징들은 이렇다.

- 일반적으로 살인자의 연령은 20대가 가장 많은데, 정신병 환자의 경우는 30대가 더 많다.
- 남자가 여자보다 3~5배 더 많다.
- 살인 방법으로 연장이나 식칼 등의 가재도구가 흔히 사용된다.
- 계절적으로 여름에 가장 많이 발생한다.
- 사회계층상 하류층에서 빈번하다.
- 환청이나 피해망상 같은 뚜렷한 이유로 살인한 경우는 10% 내외에 불과하다. 대부분은 외견상 뚜렷한 동기가 없다. 심층심리적으로는 의존 대상에게 극심한 양가감정을 가지고 있고, 이들로부터 냉대를 받았을 때 살인을 저지른다. 현실에서 환자를 냉대하는 상대방은 자신들의 이런 행동을 의식하지 못할 때가 많고, 환자는 이를 전혀 내색하지 않고 속으로 분노를 억압하고 있다가 일순간에 살인을 저지른다.
- 살인은 치밀한 계획 없이 순간적, 충동적으로 일어나며, 살인 후 이를 은폐할 수 있는 충분한 시간적 여유가 있음에도 은폐를 기도하지 않는다.
- 살인 방법이 잔인하고 처참하며 원시적인 양상을 띤다.
- 피살자는 대개 환자와 가까운 부모, 처자, 형제자매, 애인인 경우가 대부분이다. 알지 못하는 생면부지의 피살자는 3% 정도에 불과하다.

- 살인을 저지른 후에는 정서적으로 무덤덤하고 냉담한 상태에 있다. 가끔 범행에 대한 기억상실이 동반되는 경우가 있다.
- 정신병 가운데 조현병이 가장 많아 40~60%에 이르고, 나머지는 정신지체, 정신운동성 뇌전증, 기질성 정신장애, 기분장애 등이다. 기분장애의 경우에 조증 삽화 때보다는 우울 삽화 때의 살인율이 훨씬 더 높다.
- 정신병을 가진 살인자의 약 1/3은 음주자이고, 취중 살인은 10~15%에 불과하다.

최근 한국사회에서 친부모에 의한 아동 학대와 자식 살인이 사회적 문제로 부각되고 있다. 우리나라와 문화적 차이가 있는 영국의 경우, 전체 피살자의 1/4이 16세 이하의 어린이이고, 이들의 대부분은 부모에 의해 살해된다. 특히, 피살된 1세 이하 영아의 60%는 어머니에 의해 살해되고, 나중에 재판정에서 정신질환이 있는 것으로 판명되었다.

**자식 살해**의 유형은 대개 여섯 가지로 나눌 수 있다. 첫째는 우발적인 구타 살해다. 부모가 자제력을 잃고 충동적으로 자식을 구타해서 죽음에 이르게 하는 경우로 가장 많은 유형이다. 피살된 자식의 대부분은 5세 미만이다. 막내나 의붓자식이 많고, 남아가 여아보다 많으며, 살해되기 오래 전부터 학대를 받았다. 대개는 생모에 의해, 때로는 생모와 생모의 정부에 의해 살해되었고, 생부에 의한 살인은 10%에 불과하다. 생모의 정부가 살해했을 경우에 살해를 도운 생모는 주위에서 자애롭고 좋은 어머니라는 평판을 얻은 경우가 많다. 생모가 살해했을 경우, 범행에 대해 시치미를 떼는 경우가 많다. 살인자는 과거에 알코올이나 약물중독, 범죄를 저지른 경우가 많고, 정신병이나 자살시도는 적다. 둘째는 정신병이나 우울장애를 동반한 인격장애를 가진 부모에 의한 살해 유형이다. 생모가 살해한 경우가 많은데, 대개 남편과의 관계가 원만하지 못하다. 구타에 의한 우발적 살해에 비해 여기서는 나이가 든 자식을 살해하는 경향이 있다. 살인의 동기는 자기를 죽이고 자식은 오히려 구하기 위해서라는 피해망상에서 기인하기 때문에, 살인자는 대개 범행 후 자살을 기도한다. 셋째는 생후 24시간 내의 신생아 살해 유형이다. 이런 유형의 특징은 생부가 살해하는 경우가 거의 없다는 것이다. 살해 방법은 질식, 교살, 두부외상, 익사, 유기, 찌르기 순으로 많다. 특히, 신생아의 울음소리가 들리지 않게 하기 위한 질식사가 압도적으로 많고, 주로 화장실에서 일어난다. 생모는 비교적 젊고 미혼인 상태로 정신병이나 우울장애가 적고, 범행 후 자살 기도를 하지 않는다. 살해동기는 남들로부터 사생아를 낳았다는 손가락질을 받고 싶지 않아서이다. 살인자는 대개 수동적이거나 미숙한 인격의 첫 임산부들이고, 자발적이 아니고 이끌려 성관계를 한 경우가 많으며, 임신중절을 할 만큼의 적극적 성격이 못된다. 정신과 치료를 받은 적도 거의 없다. 출산도 몰래 혼자 하는 경향이 있다. 따라서 신생아 살인은 예방이 가장 어렵다. 넷째는 배우자에 대한 복수 목적의 살해 유형이다. 배우자의 배신에 의한 분노로 복수하기 위해 자식을 살해한다. 주로 생모에 의해 저질러지고, 대상은 나이 든 아이가 많다. 다섯째는 원치 않았던 자식을 살해하는 유형이다. 낳고 싶지 않았던 아이를 방치해 아사에 이르게 하거나 직접 손을 써서 살해한다. 여섯째는 이타적 살해 유형이다. 자식의 고통을 덜어 주려는 심정에서 자식을 살해한다. 이때 부모에게는 자식 살해로 얻는 이득이 아무것도 없다.

살인은 인류가 존속하는 한 근본적으로 사라지지는 않을 것이다. 하지만 다방면의 사회적 노력으로 어느 정도는 예방할 수 있다. 예방 대책으로 우선 일상에서의 폭력을 추방하는 것이다. 어려서부터 폭력에 노출되었던 아이들이 훗날 살인자로 성장할 가능성이 더 높다. 따라서 가정교육을 통해 가정에서부터 폭력을 추방하는 것이 중요하다. 어둡고 그늘진 사회는 폭력의 온상이 된다. 충분한 사회복지를 통해 누구나 안정되고 밝고 안락한 삶을 누릴 수 있는 사회적 토대를 구축해야 한다. 극심한 양극화는 경제적, 사회적 갈등으로 인한 분노와 적개심을 잉태하는 주요한 요인이다. 그래서 사회적 약자에 대한 배려와 양극화의 해소는 아무리 강조해도 지나치지 않는다.

○

"죽음은 죽은 사람보다 남겨진 사람에게 더 날카로운 아픔을 남긴다."

-토인비(Toynbee, A.)

"살인자의 무의식에서는 피살자가 바로 그 자신을 가리킨다."

-브롬버그(Bromberg, W.)

# 사이코패스와 반사회성 인격장애

아무런 원한 관계도 없는 사람을 대상으로 살인과 같은 무도하고 냉혹한 범죄를 저지르는 사람을 사회에서는 흔히 사이코패스(psychopath)라 부른다. 사이코패시의 영어 psychopathy는 '정신'을 뜻하는 접두어 'psycho'와 '결핍' 또는 '이상'을 뜻하는 접미어 'pathy'가 결합된 합성어로서 정신병질을 뜻하고, 사이코패스는 정신병질을 가진 사람을 의미한다. 비슷한 뜻의 용어로 사회병질자를 뜻하는 소시오패스(sociopath)도 있다. 사이코패스와 소시오패스는 사회적 행동 양상이나 정도에 따라 달리 사용되기도 하는데, 소시오패스는 사이코패스보다 더 충동적이고, 느끼는 감정의 정도도 약간 더 강한 편이다. 하지만 이들 간의 개념적 차이는 불분명해서 대개는 구분하지 않고 사용한다. 실제로 두 용어 간에 개념적 차이가 모호해서 서로 구분 없이 동의어로 사용하자고 주장하는 학자도 있다.

1835년 프리처드(Prichard, J. C.)는 지능은 정상이면서 도덕적으로 타락하고 자기통제력의 상실 내지 심한 장애를 보이면서 사회적으로 해를 끼치는 불량 행동을 반복하지만 정신병은 아닌 상태를 도덕적 광증(moral insanity)이라고 명명했다. 이후 1888년 코흐(Koch, J. L.)는 도덕적 광증을 뇌의 기질적 결함에 기인한 정신질환으로 간주해서 정신병질적 결함(psychopathic inferiority)으로 명칭을 바꾸었다. 헨더슨(Henderson, D.)은 사이코패시를 반사회성 내지 비사회성 행동을 특징으로 하는 정신질환으로 정의했다. 1952년 미국정신의학회에서는 사이코패시를 사회병질적 인격장애(sociopathic personality disturbance)로 개명한 후 1968년 이후부터는 반사회성 인격이란 용어로 바꾸어서 사용하고 있다.

사이코패스는 타인의 감정을 느끼는 데 미숙하여 공감 능력이 떨어지고, 이기적이며 충동적이고 즉흥적인 행동을 하는 사람이다. 사람들이 일반적으로 생각하듯 끔직한 살인을 저지르기보다는 상습적인 사기 행각이나 절도, 횡령, 강도 등을 저지르는 경우가 많다. 언변이 화려하고 거짓말에 능하며 거짓말이 탄로 나도 눈 하나 깜짝하지 않고 뻔뻔하게 또 다른 거짓말을 잘한다. 계산된 행동과 표정이나 말투 등이 유능하고 매력적으로 보여 사교적인 사람으로 비치기도 한다. 그래서 사회적으로 상류 계층에 속한 사람에게서도 종종 볼 수 있다. 범죄를 저지르지 않았을 때는 일반인과 구분이 힘든 특성이 있다.

사이코패스나 소시오패스는 정신병리학적으로 정의된 개념이 아니다. 그래서 사용하는 사람들이나 목적에 따라 뜻의 뉘앙스에 차이가 있을 수 있다. 하지만 이들의 인격적 특성은 정신의학적으로 대개 반사회성 인격장애의 범주에 해당한다. 물론, 사이코패스가 반사회성 인격장애자와 동일한 의미를 가지는 건 아니다.

정신의학에서 정의하는 인격장애의 개념은 비교적 평생동안 지속되는 개인의 특징적인 행동양상이 사회생활에서 다양한 장애를 초래하는 경우를 말한다. 행동과 정서 및 사고에 있어서 심한 퇴행을 보이지 않는다는 점에서 정신병과 다르고, 불안이 없고 방어기제를 사용하지 않고 행동으로 직접 나타난다는 점에서 신경증적 장애와 구별된다. 일반적으로 지능의 결함은 없다.

인격장애는 특징적인 행동의 양상에 따라 여러 아형이 있지만 가장 먼저, 가장 중요하게 다루어졌던 것은 도덕적 광증이나 정신병질에서 유래한 반사회성 인격장애다. 미국정신의학회의 『정신장애의 진단과 통계 편람(DSM: Diagnostic and Statistical Manual of Mental Disorder)』에서 정의하고 있는 반사회성 인격장애는 타인의 권익을 반복적으로 침해하는 반사회적 행동이 만성적으로 되풀이되는 이상성격을 가리킨다. 범죄자의 약 60%는 반사회성 인격장애를 갖고 있다.

임상적인 특징으로서 지능은 정상이고, 정신병적 사고도 없다. 아주 위험한 상황에서도 불안이나 긴장을 느끼지 않고, 스스로 담이 크다고 자랑하기도 한다. 내면에는 신의가 없고 성실성이 결여되어 있으며 거짓이 가득한데, 이것이 반사회성 인격의 바탕이 된다. 항상 반사회적 행동을 저지르지는 않고 예측불허의 반사회적 행동을 주기적으로 반복한다. 자신의 잘못된 행동에 대해 죄책감을 전혀 못 느끼고, 잘못된 행동에 대한 질책을 핑계나 거짓말로 모면한다. 중요한 특징 중의 하나는 반사회적 행동의 동기가 모호하다는 점이다. 반사회성 인격장애자는 극도로 자기중심적이고 자기애적이어서 유의미한 대인관계를 형성하지 못한다. 눈앞의 이득이 충족되지 않으면 쉽게 흥분하고 난폭해지며 약물을 남용하기도 한다. 자살로 위협하지만 실제로 자살을 기도하는 경우는 드물다. 반사회적 행동은 학령기나 늦어도 사춘기 초반부터 나타나 중년이나 거의 평생 지속되고, 행동양상은 나이에 따라 조금씩 변한다.

반사회성 인격장애의 진단에는 세 가지 조건이 충족되어야 한다. 첫째, 반사회적 행동양상이 적어도 15세 이전에 나타나야 한다. 그렇다고 15세 이후에 나타나면 진단을 못 내린다는 뜻은 아니고, 이 경우에는 조현병이나 뇌의 기질적 장애를 우선적으로 고려해야 한다는 뜻이다. 둘째, 반사회적 행동이 다방면에서 반복적으로 나타나야 한다. 반사회적 경향이 있다는 정도가 아니라 객관적인 반사회적 행동이 있어야 한다는 뜻이다. 셋째, 다른 신경계 질환이 없다는 사실이 확인되어야 한다.

반사회성 인격장애는 적어도 15세 이전에 반사회적 행동이 발생하여 성인이 되면 광범위하게 파급되다가 40세 이후에는 40% 정도에서 반사회적 행동이 완화되는 경향을 나타낸다. 반사회성 인격장애자의 범죄 행위에 대한 형법상의 책임 여부에 대해서는 비록 충동조절 능력이 없고, 행동에 대한 옳고 그름의 판단능력이 떨어져 있다고 하더라도 형법상의 책임을 물어 실형을 가하는 게 일반적인 경향이다. 여기서 제기되는 문제는 반사회성 인격장애를 질환으로 볼 것인가 아니면 단순한 인격의 결함으로 볼 것인가 하는 점이다. 정신의학에서는 반사회성 인격장애를 질병 과정을 밟는 정신질환이라 보지 않고 정상에서 벗어난 이상인격으로 보는 견해가 지배적이어서 반사회성 인격장애자의 범법 행위에 대해 형법상 책임을 지게 한다. 그럼에도 불구하고 꼭 고려해야 할 점은 첫째, 반사회적 범법 행동이 뇌의 기질적 손상이나 조현병 등의 정신질환의 증상의 결과인지를 검토해야 하고, 둘째는 비록 질환이 아니라 할지라도 행동 교정을 위한 치료 대책은 강구해야 한다는 것이다.

이들에 대한 대책으로서 치료의 목표는 궁극적으로 자신의 행동에 대한 책임을 스스로 지는 능력을 갖추는 데 있다.

일정한 치료방법은 없고 반사회적 행동의 원인을 어떻게 보느냐에 따라 행동요법과 정신치료에서부터 전기경련요법에 이르기까지 매우 다양하다. 어떤 치료방법을 선택하더라도 원인적 진단과정이나 치료과정에서 정신과 의사의 도움이 필요하고, 정신건강임상심리사, 정신건강사회사업가, 작업치료사 등 각 분야의 전문가들과 긴밀한 협조 관계를 확립하는 것이 중요하다.

"모든 범죄는 심리적, 신체적, 도덕적 퇴행에서 온다."

-모렐(Morel, B. A.)

# 강제입원

모든 국민은 신체의 자유에 대한 기본권을 가지며, 이 기본권을 제한하기 위해서는 법률과 적법한 절차에 따라야 하고, 이를 제한하는 경우에도 자유와 권리의 본질적인 내용을 침해할 수는 없다. 이는 정신질환자에게도 동일하게 적용되어야 한다. 이를 위해 정신건강복지법에서는 모든 정신질환자는 정신질환이 있다는 이유로 부당한 차별대우를 받아서는 안 된다고 규정하고 있다. 그럼에도 불구하고 정신질환자는 경우에 따라서 자신의 의지에 반하는 강제입원(compulsory admission: 영국, involuntary civil commitment: 미국)을 당할 수 있다. 강제입원은 법적인 관점에서 볼 때는 신체의 자유에 대한 기본권 침해에 해당하고, 윤리적 관점에서는 환자의 자율성(autonomy)을 저해하는 행위이다.

현실적으로 정신질환자의 치료 과정에서 강제입원이 불가피한 경우가 있을 수 있다. 정신질환자는 질환의 특성상 현실 판단력이 떨어지거나 병식이 결여되어, 입원이 자신의 이익에 부합된다는 사실을 인정하지 못할 수 있기 때문이다. 이럴 경우 강제입원은 입원이 환자의 이익에 명백하게 도움이 된다는 의학적 판단에 따른 온정적 간섭주의(medical paternalism)에 의해 정당화되고, 사회는 이를 관례적으로 인정하고 있다. 그러나 온정적 간섭주의의 남용에 의한 강제입원은 정신질환자의 인권을 심대하게 침해할 우려가 있기 때문에 엄격하게 적용되어야 한다. 이를 위해 정신건강보건법에서는 강제입원의 절차와 그에 따른 장치들을 규정하고 있다.

오늘날 정신질환은 치료가 가능한 의학적 질병으로 간주된다. 따라서 정신질환도 가능한 일반적인 질병과 동일한 방법으로 치료와 입원이 이루어져야 하고, 예외적인 특수한 상황에서만 강제입원이 이루어지되 최소구속치료(least restrictive treatment)의 원칙이 적용되어야 한다. 지역사회 정신건강서비스를 근간으로 하는 선진국에서는 자발적 입원이 가장 보편적인 입원의 형태이고, 입원 기간도 대개 한 달 전후로 짧다. 반면에 우리나라는 자발적 입원의 비율이 13.8%로서 선진국에 비해 턱없이 낮고, 평균 입원 기간도 233일로 매우 길다.

우리나라에서 강제입원율과 평균 입원 기간이 선진국에 비해 턱없이 높고 길다는 것은, 그만큼 우리나라의 정신건강서비스 수준과 정신질환자에 대한 인권의식이 후진적임을 의미한다. 즉, 정신질환자에 대한 관리나 보호가 병원 중심의 입원 관리에 거의 의존하고 있다는 뜻이다. 이는 지역사회 내 탈

원화 내지 탈시설화를 위한 기반시설이 빈약하고, 병상 가동률을 높이고자 하는 민간의료기관이 입원을 남용하며, 가족들이 입원치료를 선호하는 경향들이 복합적으로 작용한 결과다. 여기에 더해 정신의료기관과 정신질환자 가족들의 정신질환자에 대한 인권의식의 결여도 한몫하고 있다.

### 강제입원의 개념

일반적으로 강제입원이란 개인이 정신질환이나 혹은 심한 사회적 결핍과 자기무시 때문에 동의하지 않은 상태에서 그 개인을 시설에 구금시키는 것을 지칭한다. 즉, 본인의 의지와는 무관하게 법적 근거나 타의의 강박에 의해 강요된 비자발적 입원을 강제입원이라고 한다.

강제입원에 대해서는 세 가지 관점이 존재한다. 첫째는 자유가 정신건강보다도 언제나 상위 가치이기 때문에 강제입원은 어떤 상황에서도 정당화될 수 없다는 반정신과 의사의 관점이다. 둘째는 의학적 모형에 따른 정신과 의사의 관점으로서 정신질환은 필요하다면 강제입원을 통해 치료해야 할 당위성이 있다는 것이다. 이 경우에 있어서 인격장애, 신경증적 반응, 알코올이나 약물의존은 강제입원의 당위성이 적용되지 않는다고 간주된다. 셋째는 경우에 따라서 강제입원의 필요성을 인정하면서도 의학적 모형을 수용하지 않는 법률가의 관점이다. 이 관점에서는 진단에서 정신과 의사들이 주장하는 전문적인 견해나 정신질환의 개념들을 수용하지 않고, 강제입원의 유일한 조건으로 자신이나 타인에 대한 위험성의 객관적인 기준을 강조한다.

정신질환은 질환의 특성상 판단력 장애나 병식 결여를 보일 수 있고, 이로 인해 강제입원이 불가피한 치료적 수단이 될 수 있다. 그러나 병식이 없는 정신질환자라 할지라도 자신의 의사표현은 정상적으로 가능한 경우가 있을 수 있기 때문에, 치료 목적을 위한 강제입원이라도 이런 경우는 개인의 자유를 속박하는 행위로 간주될 수 있다. 강제입원은 법률적인 측면에서는 개인의 자유의지를 속박하는 인신구속에 해당하기 때문에 범죄행위가 될 수 있다. 선의의 치료행위가 법률적으로는 범죄행위가 될 수 있기 때문에, 강제입원에 대해서는 엄격한 법적 규정이 필요하다.

강제입원의 일반적인 조건은 정신질환으로 자신 또는 타인을 해할 위험성이 있는 경우다. 위험성의 정의에 대해서는 나라마다 조금씩 차이가 있지만, 대개 두 가지 측면에서 정의된다. 하나는 '자신이나 타인에게 실제적인 위험을 줄 수 있는 위험성'이고, 다른 하나는 '중증 장애'로 최소한의 자기관리 능력도 없어 자신에게 위해가 될 수 있는 가능성이 높은 상태다.

우리나라의 정신건강복지법에서 규정하고 있는 강제입원

에는 지방자치단체장에 의한 행정입원과 응급입원이 있고, 강제입원의 조건으로 '자신이나 타인을 해할 위험성'을 들고 있다. 보호의무자에 의한 보호입원도 환자의 자발적인 동의 없이 보호자의 동의만으로 입원이 이루어진다는 점에서 강제입원의 범주에 해당된다. 그러나 보호의무자에 의한 입원은 위험성에 대한 명확한 규정 없이 단순히 환자 자신의 건강 또는 안전이나 타인의 안전과, 입원을 요하는 정도 또는 성질의 정신질환을 입원 조건으로 삼고 있어, 지방자치단체장에 의한 입원과 응급입원에 비해 강제입원의 조건이 훨씬 추상적이고 완화되어 있다. 보호의무자에 의한 입원 기준은 강제입원이 남용되는 주요한 이유가 되고 있다.

### 강제입원의 의료윤리적 관점

환자가 의사로부터 치료에 관한 충분한 정보와 설명을 듣고 실질적으로 치료의 내용을 이해한 상태에서, 타인의 강요 없이 의사에게 치료행위를 위임하는 것을 고지된 동의(informed consent)라고 한다. 그런 점에서 고지된 동의는 환자의 자율적 선택을 의미하며, 환자의 동의는 의사가 치료행위를 하기 전에 반드시 거쳐야 하는 중요한 법적 과정이 되고 있다. 환자의 선택이 자율적 선택으로 존중받기 위해서는, 의사가 제공하는 충분한 정보와 설명을 실질적으로 이해하고 의사결정을 내릴 수 있는 의사결정능력과 타인의 영향으로부터 벗어나 자유롭게 선택할 수 있는 자발성이 선결조건으로 필요하다. 따라서 동의를 구하는 과정에서 환자의 선택이 자율적인지를 판단하기 위해서는 환자의 의사결정능력과 자발성 유무를 가장 먼저 고려해야 한다.

환자가 동의하지 않는 비자발적 강제입원은 의료윤리적 관점에서는 환자의 자율적 선택권을 침해하는 행위이다. 치료를 위한 동의 과정에서 판단력 장애나 병식 결여로 인해 의사가 제공하는 정보와 설명을 실질적으로 이해할 수 없는 환자는, 구체적인 상황에서 자신의 이익에 부합되는 의사결정을 내리기 힘들 수 있고, 의사결정 과정에서 타인의 통제로부터 자유롭지 못할 수도 있다. 정신병적 상태나 물질중독 상태로 인해 실질적인 자율성이 부족한 환자에 대해서, 의사는 온정적 간섭주의에 의해 환자의 선택을 정당하게 무시하고 치료방법을 결정할 수 있다. 온정적 간섭주의는 치료 과정에서 환자의 선택이 무시됨으로써 얻을 수 있는 이익과 환자의 자율적인 선택으로 얻을 수 있는 이익을 비교 평가함으로써 정당화될 수 있다. 즉, 온정적 간섭주의로 얻을 수 있는 환자의 이익이 자율성의 침해 정도보다 훨씬 더 클 경우에 한에서 온정적 간섭주의는 윤리적으로 정당화될 수 있다. 그런 점에서 환자의 자율성과 온정적 간섭주의는 서로 상충되는 것이 아니라 상호보완적인 것이다. 따라서 제한된 온정적 간섭주의만이 의료행위에서 정당화될 수 있고, 의사는 제한된 온정적 간섭주의 범위 내에서 환자의 불완전한 자율성을 회복시켜야 한다.

오늘날 정신질환은 치료가 가능한 의학적 질병으로 간주된다. 따라서 정신질환을 가진 환자도 일반적인 신체질환을 가진 환자와 동일하게 고지된 동의 과정을 통해 치료가 이루어져야 한다. 의료의 일반원칙인 최소구속치료의 원칙은 정신질환자의 치료 과정에서도 동일하게 적용되어야 한다. 입원은 환자의 일상을 구속하기 때문에 가능한 한 입원은 피하는 것이 바람직하다. 즉, 입원 이외의 방법으로는 환자의 문제를 해결하기 힘든 경우에 한해서만 입원이 허용되어야 한다. 특히, 비자발적 강제입원은 자발적 입원에 비해 훨씬 더 구속적이기 때문에, 치료의 마지막 수단으로 강구되고 최소구속 원칙은 더욱더 강조되어야 한다.

판단력장애나 병식결여를 보이는 정신질환자는 치료의 동의 과정에서 타인의 통제로부터 벗어나 자발적으로 의사결정을 내리기 힘들 수 있다. 이런 환자의 경우, 의학적인 상황에서 내리는 의사결정은 무능할 수 있으나 대부분의 일상적인 것에 대해서 내리는 의사결정까지 무능한 것은 아니다. 병식의 결여도 판단력의 장애가 아니라 정신질환에 대한 사회적 낙인이 두려워 병을 부정할 수 있다. 때문에 실질적인 자율성이 부족해서 치료에 동의할 능력이 없는 환자라 하더라도, 의사는 치료와 입원에 대한 필요성을 제시하고 동의를 구하는 설득 과정을 통해, 환자가 가능한 한 자발적으로 입원할 수 있도록 적극적으로 노력해야 한다. UN은 1991년 12월 17일 총회에서 채택한 「정신질환자의 보호와 정신보건 향상을 위한 원칙」을 통해 비자발적 입원을 피하기 위해 모든 노력을 경주해야 한다고 규정하고 있다. 환자의 동의 없이 비자발적인 강제입원이 불가피할 경우에 입원 기간은 가능한 단기간이어야 하고, 최소한의 적절한 치료도 보장되어야 한다. 최소한의 적절한 치료가 보장되지 않는다면 강제입원은 정당화될 수 없다.

비자발적 강제입원은 법적인 관점에서 볼 때 인신구속에 속하며, 이는 신체의 자유에 대한 기본권 침해에 해당한다. 일반적으로, 환자의 자율성을 존중하고 있는 사법적 전통과 의사의 온정적 간섭주의는 서로 상충되는 가치다. 대개의 법률에서는 강제입원의 조건을 엄격하게 자신이나 타인을 해할 위험성에 국한하고 있다. 강제입원의 조건을 위험성에만 국한할 경우, 위험하지 않은 환자는 적절한 치료를 받을 수 있는 기회를 놓침으로써, 결과적으로 환자의 이익에 상충될 수 있다. 그럼에도 불구하고 강제입원의 조건을 법적으로 명확하게 규정하는 이유는, 의사의 온정적 간섭주의가 남용됨으로써 생길 수 있는 환자의 과도한 자율성 침해를 막고 인권을 보호하기 위해서다. 비자발적 강제입원은 환자가 적절한 치료를 받을 수 있는 권리가 보장되고, 최소구속치료의 원칙이 지켜질 때 그 윤리적 정당성을 가진다. 의사의 온정적 간섭주의가 제한된 범위 내에서 환자의 불완전한 자율성을 회복하는 데 적용될 때 윤리적 정당성을 갖는 이유다. 그런 점에서 가족들이 환자를 돌볼 수 없는 상황이나 의료기관의 경제적 이해 등과 같은 의료 외적인 요인에 의한 비자발적 강제입원은 윤리적으로 타당하지 못하다.

○

"성장하는 동안 단순한 개성은 인격이 된다. 그리고 이러한 인격은 알려져 있는 가장 복잡한 유기체 타입으로, 모든 유기체 타입의 구성원 가운데 가장 광범위한 다양성을 나타낼 뿐 아니라 우리가 알고 있는 최고 진화의 산물이다."

-헉슬리(Huxley, J.)

# 정신장애인에 대한 오해들

정신질환은 정신의학에서 다루는 모든 질환을 아우르는 매우 광범위하고 포괄적인 개념이다. 여기에는 비교적 가벼운 신경증적 장애와 정신생리장애뿐만 아니라 인격장애와 중증의 정신병적 장애까지 포함된다. 개념적으로 볼 때 정신적으로 건강한 사람은 드물다는 점은 비질환자와 정신질환자의 경계가 불명확하다는 것을 시사한다. 그럼에도 불구하고 정신질환은 경우에 따라 살아가는 데 유리하게 때로는 불리하게 작용하기도 한다. 사회적 책무나 법적 책임을 회피할 목적으로 병을 핑계로 삼거나 꾀병을 부릴 때는 진단적 객관성이 부족한 정신질환이 곧잘 이용된다. 생명보험에 가입하거나 사회적 낙인을 가할 때 정신질환은 불리하게 작용한다. 따라서 사회적 상황에서 정신질환을 규정할 때는 개념을 보다 명확히 할 필요가 있다. 즉, 두루뭉술하고 경계가 불분명한 '정신질환'이라는 용어를 삼가고, 우울증처럼 증상을 의미하는지 진단적 실체를 의미하는지 구분이 애매한 용어 사용도 지양해야 한다. 예컨대, 우울증은 조현병의 증상으로도 나타나는데, 조현병은 일단 진단되면 병전의 정상적 상태로 회복하기 힘들고 거의 평생을 관리해야 한다. 반면에, 기분장애는 경증에서부터 망상이나 환청 등의 정신병적 증상이 동반되는 경우까지 임상양상이 매우 다양하지만, 병전의 상태로 완전한 회복이 가능하다. 그런 점에서 정신병적 증상이 동반되는 기분장애는 조현병과는 구분이 되어야 한다. 다시 말해 조현병은 병전 상태로의 회복이 거의 어려운 영구적 과정을 밟지만, 기분장애는 비록 정신병적 상태라 하더라도 삽화성이고 따라서 병전 상태로 회복이 가능하다. 사회적 책무나 법적 책임을 따질 때나 이해관계가 얽힌 경우와 같은 사회적 상황에서는 정신질환이라는 포괄적 용어나, 증상인지 진단적 실체인지 구분이 애매한 용어를 무분별하게 사용해서는 안 되는 이유가 여기에 있다.

정신장애는 정신질환과 동일한 개념으로 혼용된다. 예컨대, 미국정신의학회는 정신의학에서 다루는 모든 질환을 『정신장애의 진단과 통계 편람(DSM)』 안에서 규정하고 있다. 하지만 우리나라의 장애인복지법에서는 정신장애를 정신질환 가운데 회복이 불완전하여 정신기능이 일부 손상된 상태에서 장기적인 치료가 필요한 만성적인 중증의 정신질환으로 한정해서 규정한다. 주로 조현병이나 난치성 중증의 양극성 기분장애(조울증) 또는 재발성 우울장애가 이에 해당한다. 따라서 정신장애인이라는 용어에는 만성적이고 병전 상태로의 완전한 회복이 어려운 난치성, 중증 정신질환자라는 의미를 내포한다. 동일하거나 유사한 개념의 용어들이 사회적 상황에 따라 달리 해석되고 이해돼야 한다는 뜻이다. 여기서는 완전한 회복이 어렵고 만성적 경과를 취하는 중증의 정신질환에 국한해서 정신장애로 규정한다.

정신장애인에 대한 사회적 편견이나 오해는 정도의 차이는 있지만 어느 시대, 어느 문화권에나 있다. 정신장애는 한센병과 더불어 가장 불행한 역사를 가지고 있는 질환이다. 환자가 아닌 사회의 정상적인 구성원들을 보호하기 위해 강제적인 격리 시설을 필요로 했던 질환이 바로 정신장애와 한센병이다. 정신장애인에 대한 편견이나 오해는 그만큼 뿌리가 깊다. 정신장애인에 대한 오해나 편견은 장애로 인한 고통보다 더한 고통을 안겨 준다. 정신장애인들은 자신이 겪고 있는 고통의 해결보다는 오히려 자신의 고통을 이해받고 싶어 한다. 정신장애인에 대한 오해나 편견 해소는 정신장애인의 사회적 적응을 돕는 데 매우 중요하다.

정신장애인에 대한 오해나 편견을 해소하는 데 도움이 되는 내용을 요약해 본다.

- 정신장애인이라고 해서 더 난폭하거나 파괴적이지 않다.
- 정신장애인이라고 해서 항상 병적인 상태에 있는 것은

아니다.

- 정신장애인이라고 해서 의사소통이 불가능한 것은 아니다.
- 정신장애인도 비장애인과 동일한 인간적 욕망이나 욕구를 가진다.
- 정신장애인이라고 해서 항상 그들의 판단이 그릇된 것은 아니다.
- 정신장애인의 기능 저하는 변화 가능성이 많다.
- 정신장애인의 가족 병리와 발병 간에 직접적인 인과관계는 없다.
- 정신장애인이라고 해서 항상 성장 과정에 문제가 있는 것은 아니다.
- 정신장애인의 장애가 반드시 유전하는 것은 아니다.
- 정신장애인은 사회로부터 격리 수용의 대상이 아니다.
- 정신장애인이 되는 특정 유형의 사람이 있는 것은 아니다.
- 정신장애인은 항상 타인의 조력을 필요로 하는 것도 아니다.

제5장

# 정신의학적 치료

"병든 영혼은 항상 타락하게 되고,
목표를 달성하거나 지속하지 못하며, 욕망을 멈추지 못한다."
-키케로(Cicero)

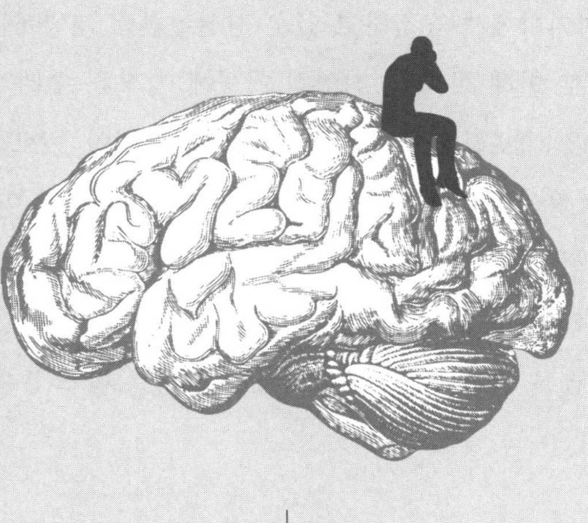

# 일반적인 치료 원칙

여기서는 개별 정신질환에 대한 구체적인 치료의 내용보다는 일반적인 치료 원칙에 대해서 말하고자 한다. 어디까지나 일반적인 원칙이므로 개인의 특수한 사정에는 맞지 않을 수 있다. 따라서 이러한 원칙은 개인의 상황에 따라 적절하고 융통성 있게 적용되어야 한다.

### 치료는 어떤 경우에 필요할까

정신의학에서 규정하고 있는 정신질환의 개념에는 정신적인 문제로 인해 사회적, 직업적 기능에 지장을 초래해야 한다는 기준을 내포하고 있다. 즉, 단순히 정신적인 문제가 있다고 해서 꼭 정신의학적 치료의 대상이 된다는 의미가 아니다. 따라서 진단 과정에서 환자의 사회적, 직업적 기능의 장애 정도를 평가하고, 이를 통해 치료가 꼭 필요한지, 상황에 따라 임의로 치료를 할 것인지 또는 치료를 해서는 안 되는지 여부를 판단하고, 향후 경과에 대해서도 예상할 수 있어야 한다.

일반적으로 치료를 필요로 하는 경우는 첫째, 충동조절이 안 되어서 자신이나 타인을 위해할 가능성이 높을 때, 둘째, 가정이나 직장 또는 대인관계와 같은 사회생활을 영위하기 힘들 정도로 사회적 기능에 지장이 있을 때, 셋째, 수면-각성 주기나 섭식 또는 성기능과 같은 생체 기능에 현저한 장애가 있을 때 등이다.

일상생활에 위급한 문제도 없고 사회생활도 비교적 원만한 사람이 스스로 불만을 느껴 정신의학적 도움을 요청할 때는 얼마나 절실하게 치료적 도움을 필요로 하는지에 따라 치료 여부를 결정하는 것이 바람직하다. 환자가 필요를 느끼더라도 치료 목적이 불유쾌한 현실을 회피하거나, 비록 내키지는 않지만 단안을 내려야 하는 힘든 결정을 늦추려는 의도를 가졌을 경우, 또는 치료의 필요성이 가족들을 자극해서 난처하게 만들고자 하는 의도에서 기인할 때는 치료를 권하지 않는 것이 바람직하다. 아직까지 정신질환에 대한 일반인들의 태도가 부정적이기 때문에 치료를 권할 때는 치료로 얻을 수 있는 혜택과 치료로 받을 수 있는 가정과 사회생활에서의 영향을 고려해야 한다.

## 어떻게 치료할 것인가

치료가 필요하면 누가, 어디서, 무슨 치료를 할 것인가를 결정한다. 환자를 처음 접한 사람이 정신과 의사가 아닌 경우, 정신과 의사에게 의뢰할 것인가, 아니면 자신이 독자적으로 치료할 것인가, 또는 정신과 의사의 조력하에 자신이 치료할 것인가 하는 문제가 있다. 정신의학적 증상이 가벼울 경우에는 굳이 정신과 의사가 아니더라도 일반 의사나 정신건강전문요원이 도움을 줄 수 있다. 그러나 가벼운 정신증상처럼 보이더라도 심각한 정신질환의 초기 증상일 수도 있어, 잘못 다루었을 경우에 불행한 결과가 초래될 수 있음을 항상 염두에 두어야 한다.

정신의학적 치료가 반드시 필요함에도 불구하고 환자나 가족이 치료를 꺼리거나 혹은 가족의 요구를 거절하지 못할 경우, 의사는 자신의 분수를 넘어서는 책임을 맡지 않도록 해야 한다. 가능하면 환자와 가족을 설득하여 필요한 치료를 받도록 하는 것이 좋다. 특히, 사회적 유명인이나 친지 또는 동료의사를 치료할 때 "환자가 눈치채지 않게 진료해 달라", "약의 종류나 용량을 적당히 해 달라", 입원치료가 필요한 환자를 "집에 두고 치료해 달라" 등의 요구나 설득에 넘어가지 않도록 주의해야 한다. 만약, 이런 요구들을 들어주면 처음에는 치료적 관계의 형성에 약간은 도움이 될지 모르지만, 결과적으로는 환자에게 부정적 영향을 끼치는 경우가 흔하다. 때문에 특별히 배려해야 할 환자일수록 오히려 처방과 지시를 더 철저하게 해야 한다.

어떤 환경에서 환자를 치료할 것인가도 여러 가지 선택적 요소가 있다. 예컨대, 입원치료, 낮에는 병원에서 보내는 낮병원(day hospital)과 밤에만 병원에서 보내는 밤병원(night hospital) 같은 부분입원치료, 그리고 외래치료 등이 있다. 이때는 환자의 판단력과 충동조절 능력을 고려해서 환자가 가족이나 사회에 주는 부담과 치료 환경으로부터 받는 부담이 서로 조화를 이루는 범위에서 치료 환경을 결정한다.

**외래치료**는 적절한 치료를 지속하는 데 어려움이 없을 때 가능하다. 환자가 합리적 수준에서 사회생활을 효과적으로 영위하고 있고, 심한 지각장애나 망상 또는 자살 충동이 없으며, 의사의 권고를 이해하고 따를 수 있다고 판단되는 경우, 비록 환자가 주관적인 불편감을 갖고 있더라도 외래치료를 할 수 있다. 환자가 다소 위험하더라도 보호자가 충분히 감독할 수 있으면, 이러한 조건에 맞지 않더라도 외래치료는 가능하다.

**입원치료**는 환자가 자신을 돌볼 수 없고 가족이 감독할 수 없는 경우에 불가피하다. 일반적으로 입원치료의 기준은 첫째, 자신이나 타인을 해칠 우려가 있을 때, 둘째, 증상이 심해서 자신을 잘 돌보지 못해 신체적 건강이 위협을 받을 때, 셋째, 생활하는 환경이 질환의 경과에 악영향을 주기 때문에 격리시킬 필요가 있을 때, 넷째, 정확한 진단을 위해 지속적인 관찰이나 특수한 검사가 필요할 때, 마지막으로 전기경련요법이나 환경치료와 같은 특수한 치료를 해야 할 경우다.

### 어떤 치료를 할 것인가

치료는 크게 심리적 치료와 생물학적 치료로 대별할 수 있다. 심리적 치료는 심리적 수단을 이용한 모든 치료기법을 지칭하는데, 개인정신치료, 집단정신치료, 인지행동치료 등을 말한다. 생물학적 치료는 기질적 수단을 이용한 치료기법으로 약물치료, 전기경련요법, 광선요법 등을 포함한다. 많은 임상가들은 심리적 치료를 할 것인가 아니면 생물학적 치료를 할 것인가를 선택하는데, 아직 원인이 밝혀지지 않고 복합적이며 그로 인한 결과 또한 복잡한 정신질환의 경우, 어느 한 가지 형태의 치료에만 의지하는 것은 불충분하기 때문에 두 가지 모두 적용하는 것이 바람직하다.

**심리적 치료는** 경한 정신증상의 경우에 적용하는데 첫째, 행동의 이상보다는 감정의 괴로움이 문제일 때, 둘째, 행동에 이상이 있더라도 파괴적이거나 자해 행위를 하지 않고 간접적이거나 상징적 표현에 머무를 때, 셋째, 주관적으로 상당한 불편감을 느끼지만 적절한 사회적 기능을 수행하고 있을 때, 넷째, 자신의 생활양식의 특성이나 의미를 밝히고 심리적 스트레스에 대한 특징적 반응을 알려줌으로써 장애를 받아들이고 적응하는 데 도움이 될 것으로 판단될 때, 마지막으로 어떤 생물학적 치료에도 반응이 없을 경우다.

**생물학적 치료**는 심한 정신증상에 적용하는데, 정신치료와 병용하는 것이 좋다. 첫째, 일상생활에서 겪는 불편과 사회적 기능의 장애가 심해서 삶의 목표를 추구하는 것이 불가능할 때, 둘째, 자신이나 타인을 위해할 우려가 있을 때, 셋째, 심리적 문제가 수면이나 식욕 등과 같은 생물학적 기능의 심한 장애를 동반할 때는 생물학적 치료가 필요하다. 여기에는 직업이나 인생 계획에 대한 조언, 정신질환에 대한 교육 등의 지지적 정신치료가 포함된다. 아울러, 약물요법은 정신치료적인 관계를 형성하는 데 매우 도움이 된다. 즉, 약물치료로 어떤 증상이 제거되면 환자가 의사를 신뢰하게 되고, 현재 당면한 시급한 불편을 없애 줌으로서 환자는 마음의 여유를 얻고 다른 문제에 관심을 가질 수 있다. 더불어 정신증상을 일으킬 수 있는 주제를 토의할 수 있게 되어, 치료자와 환자 간에 의미 있는 정신치료적 관계를 형성하는 데 큰 도움이 된다.

○

"두 사람이 만날 때면 실제로는 언제나 여섯 사람이 존재한다. 스스로가 자신을 바라볼 때의 자신들, 상대방이 그를 바라볼 때의 자신들, 실제로 존재하는 자신들이 각각 존재하는 것이다."

-제임스(James, W.)

# 치료적 면담

정서적 고통을 겪고 있는 환자들은 대개 어린 시절의 반복적인 정서적 외상경험(예, 욕구 좌절)을 갖고 있으나, 정작 환자 자신들은 이를 제대로 의식하지 못한다. 계속적인 정서적 지지와 사랑을 필요로 하는 유아에게서, 외상에 따른 합당한 정서적 표현은 보복이나 사랑을 잃을지도 모른다는 두려움으로 말미암아 많은 제약을 받게 된다. 해결되지 못한 정서적 갈등은 무의식으로 억압되어 마음의 심연에 자리 잡게 되고, 이는 후일 대인관계나 스트레스 상황에서 반복적으로 문제를 일으키게 하는 화근이 된다.

치료적 면담이란 바람직한 환자-치료자 관계를 토대로 대화를 통해, 환자들이 자신의 증상이나 감정 혹은 행동 패턴 등의 문제점의 뿌리를 스스로 발견하도록 도와주고, 문제 해결의 기회를 제공하여 주는 것이다. 바람직한 환자-치료자 관계란 환자가 치료자를 믿을 수 있고 안전하다는 느낌을 가질 수 있는 상태다. 이를 위해 치료자는 자비와 따뜻함, 남을 긍정적으로 존중하고 수용하며 인정하는 무비판적인 태도를 지녀야 한다.

정서적 고통을 겪고 있는 환자는 자신의 욕구가 만족되기보다는 이해되기를 원한다. 사실 환자는 욕구가 채워질 가능성을 오히려 위협으로 느낀다. 치료자가 환자의 분노나 비난에 흔들리지 않고 환자의 욕망이나 욕구에 말려들지 않을 때, 비로소 환자는 안심하고 편안한 마음을 가진다. 그런 상태에서 저절로 나오는 새로운 정신 내용물들은 환자로 하여금 자신의 문제에 대한 통찰을 갖도록 하여, 자기 이해를 확장시키는 기회를 얻도록 한다. 이를 위해서는 치료자의 인격과 태도가 무엇보다 중요하다. 성인(聖人)이란 다름 아닌 남의 말을 잘 듣고, 거기에 반응하는 것이 밝고 분명한 사람을 일컫는다.

정신치료자 이동식은 말한다. "모든 정신장애자들은 정서적 동토의 세계에 살고 있다. 즉, 그들은 정서적으로 얼어 있는 상태에 있어, 자신의 감정을 자유롭게 표현하지 못하고 억압하며 살아간다. 그런 삶은 고달프고 힘들다. 훌륭한 치료자는 그들이 느끼고 생각하는 무엇이든 자유롭게 이야기할 수 있도록 도와주고 허용한다. 정신치료는 봄과 같다. 치료자는 환자에게 그저 봄을 가져다주면 된다. 봄이 오면 얼었던 땅이 녹으면서 새로운 생명의 싹이 스스로 돋아나듯이, 환자는 정서적 동토에서 스스로 자라 자신의 감정을 자유롭게 표현할 수 있게 된다. 치료자가 사심을 비우고 환자를 자신의 욕구 충족의 대상으로 삼지 않고 애증에서 벗어날 때, 치료자는 진정으로 환자의 무의식적인 감정에 공명하며, 환자와 더불어 그 사람의 경험을 함께할 수 있다." 환자는 치료자가 성숙한 만큼 성숙해지는 것이다.

면담 시 유의해야 할 사항들이다.

- 놀람 반응이나 과도한 관심을 표현하지 않는다.
- 도덕적인 판단을 하지 않는다.
- 정치나 종교상의 견해에 대해 토론을 하지 않는다.
- 치료자와는 다른 가치관이나 기호를 표현할 수 있도록 환자의 권리를 존중한다.
- 환자를 비판하거나 화를 내는 듯한 인상을 주지 않는다.
- 환자를 위협하거나 거짓 약속을 하지 않는다.
- 치료자 자신의 문제를 환자와 연관 짓거나 전가시키지 말고 자랑해서도 안 된다.
- 환자를 거부하지 않고 참지 못함을 표현하지 않는다.
- 환자와의 논쟁이나 편협하고 독단적인 발언은 피한다.
- 환자를 얕보거나 조롱하는 말이나 행동은 삼가고 실수를 책망하지 않는다.
- 미숙하고 깊은 해석과 독단적인 꿈 분석은 피해야 한다.
- 저항이 너무 클 때 마음에 상처를 줄 수 있는 일을 너무 깊이 캐묻지 않는다.

- 환자에게 아첨이나 부추김을 피해야 한다.
- 불필요하게 안심시키는 것을 삼가고 정말 필요할 때 안심시킨다.
- 불합리한 태도에 대해서도 포용성을 갖고 편견 없는 마음을 가진다.
- 필요할 때는 인터뷰의 목적을 명확히 하고 공감한다는 의사를 표시한다.

# 개인정신치료

**정신치료(psychotherapy)**란 적절한 수련을 받은 치료자가 전문직업적인 입장에서 주로 언어적인 수단을 통해 환자가 스스로를 이해하는 것을 돕고, 대인관계에서 만족스러운 적응을 방해하는, 고통스러운 신경증적 증상이나 조화롭지 못한 성격적 특성을 완화시켜 주는 심리적 치료 기법을 말한다. 즉, 정신치료는 환자의 정신증상을 제거, 개선, 지연시키고 행동양상 가운데 고통스럽게 느끼는 것을 조정하며, 인격이 긍정적인 방향으로 발전하고 성장하도록 하여 환경과 균형 있고 조화로운 삶을 영위할 수 있도록 도와주는 데 그 목적이 있다.

**정신치료가 지향하는 목표**는 증상의 일소나 성격의 완전한 개조가 아니라 수선 정도로 제한되어 있다. 이러한 수선 작업에서 얻을 수 있는 결과는 선천적 소질과 어린 시절의 자아 수준, 유아기의 충격과 성인기의 좌절 같은 정신적 외상의 정도,

그리고 수선 작업에 동원될 수 있는 성숙한 자아의 여력과 현실 상황 등에 제한을 받는다. 옷과 마찬가지로 사람에게도 수선된 것이 결코 새것만큼 좋을 수는 없다. 수선작업이라는 한계에서 오는 정신치료의 제한된 목표는 환자의 기대뿐만 아니라 초보 정신치료자의 치료적 욕심과 상충될 수 있다.

정신치료는 주요한 장애를 일으키는 성격의 부분만을 다루는 것이기에 환자가 지키기를 원하거나 자아동조적인(ego-syntonic) 성격 부분은 신경증적 증상과 매우 밀접하게 관련되어 있지 않다면 그대로 남겨 두는 것이 바람직하다. 예컨대, 공포증을 호소하는 동성애자가 자신의 성적 취향은 그대로 유지하고자 하면 동성애적 성격 구조를 이성애적인 것으로 바꾸도록 치료목표를 세우지 않고도 공포증을 치료할 수 있다. 마찬가지로 자신의 종교적인 믿음을 잃지 않고 불안장애로부터 벗어나길 바라는 환자는 자신의 종교적 신념을 유지하면서 불안장애를 치료받을 권리가 있다.

때로는 정신치료 과정에서 처음에는 유지하기를 원했던 성격 부분에 대한 견해를 바꿀 때가 있는데, 이것은 특히 불쾌한 증상을 제거하는 데 성격 변화가 필요하다고 느낄 때 일어난다. 하지만 이러한 변화는 2차적인 결과이지 처음부터 원했던 치료목표는 아니다.

정신치료에서 치유(cure)란 환자가 현재 겪고 있는 신경증적 증상을 완화시켜 주는 것을 의미한다. 만약 치유가 정서적인 갈등이나 심리적인 문제들로부터 평생 동안의 해방을 뜻한다면 그것은 치료목표가 될 수 없다. 정신치료의 목적은 현재 당면한 문제를 치료하는 것이고, 이를 통해 향후 신경증적 장애에 대비하여 환자를 강하게 해 주길 기대하지만, 정신치료가 심리적인 예방을 보장해 줄 수 없다는 점을 명심해야 한다. 정신치료는 이상적이거나 모범적인 인간을 만드는 것이 아니다. 사람들은 살아가면서 어느 정도의 정서적 긴장을 견뎌 내는 것을 배워야 한다. 치료자나 환자 모두 정신치료 후에는 항상 감정의 동요 없이 평온하고 성숙한 성격을 유지하며, 죄책감을 느끼지 않는 상태를 유지할 수 있다는 환상을 기대해서는 안 되지만, 우리의 사회적 문화는 지속적으로 그런 상태를 숭상하고 있다. 이런 점에서 치료자가 목표로 하는 정신치료와 환자가 마음속에서 기대하는 치료에 대한 생각은 매우 다를 수 있다. 세상에는 정신치료로도 전혀 도움이 안 되는 고통과 불행이 많이 있다. 또한 행위의 규범을 만드는 일은 정신치료의 영역이 아니다. 그래서 선악에 대한 교훈이나 처방전에 의해 행복을 찾으려는 환자들은 신경증적 내지 정신병적 고통의 완화를 목표로 하는 정신치료에 대해서 실망할 수 있다.

**정신치료의 호전 기제**는 편의상 장, 단기로 나누어 볼 수 있다. 단기적으로는 마음속에 담아 놓았던 것들을 털어놓음으로써 마음이 후련하다는 식의 환기(ventilation)에서 온다. 예컨대, 가톨릭교회에서 행하는 고해성사 같은 것이다. 또한 치료자가 무언 중에 환자를 안심시키면서 죄책감을 누그러뜨려 주는 것일 수도 있다. 한편으로는 환자가 치료자를 마치 부모처럼 여겨 자신이 치료자에게 잘 받아들여지고 있다는 느낌이 들어 증상이 호전되기도 한다. 이를 전이치료(transference cure)라고 하는데, 대개는 효과가 일시적이다. 장기적으로는 첫째, 병식(insight) 획득이다. 자신을 옥죄고 있었던 정서적 고통의 실체에 대한 통찰을 얻는다. 둘째, 교정적 감정체험(corrective emotional experience)이다. 과거의 외상적 사건들을 재경험하고 감정을 정화(catharsis)하여 그 사건과 관련되었던 사람들에 대한 건전한 전망을 갖게 한다. 셋째, 재교육(reeducation)이다. 유아적이고 병적인 적응 방식이 성숙하고 건전한 마음자세로 변화한다. 넷째, 성장이다. 심리적 정체에서 벗어나 자기실현(self-actualization)을 계속한다.

**정신치료의 분류**는 대개 병식을 갖도록 유도하느냐에 따라 둘로 나눈다. 병식을 갖도록 하는 정신치료를 통찰정신치료(insight psychotherapy), 심층정신치료(depth psychotherapy), 또는 역동적 정신치료(psychodynamic psychotherapy)라 부른다. 여기서는 정서적 고통의 근원이 현실에서 충족될 수 없는, 비현실적 욕망에 대한 소망에 있음을 이해시켜 욕망을 포기하도록 유도한다. 병식을 목표로 하지 않는 정신치료를 지지정신치료(supportive psychotherapy), 적극적 정신치료(active psychotherapy), 지시적 정신치료(directive psychotherapy), 표면적 정신치료(superficial psychotherapy)라 한다. 지지치료에서는 미약한 자아로 인해 소망하는 욕망의 좌절을 견딜 수 없을 경우에 일시적으로 욕망을 충족시켜 주는데, 안심시키기, 지지, 환기, 설득, 암시, 최면 등을 활용한다.

○

"모든 물질은 독약이다.
올바른 용량이 독약과 치료제를 구분해 준다."

-파라켈수스(Paracelsus)

# 약물치료

뇌에 직접 작용해서 정신 기능의 변화를 야기하는 약물을 통칭해서 정신약물 또는 향정신성약물이라고 한다. 향정신성약물은 크게 항정신병약물(antipsychotics), 항우울제(antidepressants), 기분안정제(mood stabilizers), 항불안제(anxiolytics), 인지강화제(cognitive enhancers), 환각제(psychedelics)로 구분할 수 있다. 여기서는 정신질환의 치료에 주로 사용되는 약물에 국한하고자 한다.

일반적으로 내과적 약물들은 치료 효과가 입증된 자연물에서 약효가 있는 성분을 분리하여 화학적으로 합성하거나, 또는 확인된 질병의 원인이나 병태생리에 입각해서 새로운 약물을 개발하는 과정을 취한다. 하지만 항정신병약물이나 항우울제 같은 향정신성약물들은 처음에는 다른 용도로 사용되다가 우연히 정신질환에 대한 향정신성 효과가 발견되고, 효과에 대한 약리 기전이 규명되면서 역으로 병태생리를 유추하고 그에 따라 새로운 약물들을 개발하는 과정을 밟았다. 즉, 약물의 개발 과정이 기존의 내과적 약물과는 정반대의 과정이다.

정신질환의 약물치료는 일반적인 내과적 약물치료와는 상당히 다르다. 우선, 적응증이 특정 질환에 국한되지 않고 광범위하다. 예컨대, 항우울제의 경우에 우울장애뿐만 아니라 강박장애, 공포장애, 섭식장애, 만성통증 등에도 많이 사용한다. 다음으로 약물의 치료 용량이 체중에 연동되지 않고 개인의 특성에 좌우되기 때문에 환자에 따라 용량이 다양하게 선택된다. 셋째, 선택된 약물에 반응하는 환자의 비율은 60~70%에 불과하다. 예컨대, 항우울제의 경우에 환자의 60~70% 정도에서만 선택된 약물에 효과가 있고, 나머지 30~40%에서는 효과가 없거나 부분적인 반응을 보인다. 때문에 환자에 적합한 약물을 찾는 과정이 매우 중요하다. 넷째, 항우울제나 항정신병약물 또는 기분안정제의 경우에 효과가 나타나는데 적어도 2주 정도의 기간이 필요하다. 따라서 약물의 치료효과 여부는 허용되는 충분한 용량을 적어도 4주 정도 사용한 후에 판단해야 한다.

정신질환자에게 약물치료를 고려할 때 유의해야 할 사항들이다.

- 언제 약물을 사용하고 사용하지 않을 것인지를 결정하는 것이 합리적인 약물치료에 필요하다.
- 통상적인 생활 상황에 대한 정서적 반응의 경우에는 일

반적으로 약물치료를 하지 않는다.

- 우울증과 정신병적 상태는 일반적으로 약물치료가 필요하다.
- 약물치료가 적절하게 이루어지지 않으면 환자의 질환과 고통이 길어질 수 있다.
- 비합리적으로 다중 약물을 사용할 경우에는 이에 따른 부작용을 많이 야기할 수 있다.
- 약물을 대하는 환자의 태도뿐만 아니라 자세한 내과적, 정신의학적 병력 청취도 필요하다.
- 적절한 약물을 조심스럽게 선택해야 한다.
- 약물의 용량은 치료 반응과 부작용에 따라 적정해야 한다. 표준용량(standard dose)이 적절치 않은 경우가 많다.
- 설명되지 않은 부작용이 발생할 경우에는 일시적으로 모든 약물을 중단해야 한다.
- 일반적으로 약물치료를 시작할 때는 한 번에 한 가지 약물을 사용한다.
- 약물의 병용 투여 시 병용에 앞서 환자를 면밀히 관찰하는 것이 바람직하다.
- 약물과 약물 간에는 상호작용의 가능성이 있다.
- 기대하는 효과가 나타나지 않으면 환자가 지시대로 약물을 복용하지 않았을 가능성이 있다.
- 복제약물들(generic drugs) 간에는 생물학적 역가동등성

(bioequivalence)에 차이가 있을 수 있다.

- 벤조디아제핀(benzodiazepines) 같은 항불안제는 약물의존 가능성이 있다.

### 1) 항정신병약물

인간의 뇌는 인체의 다른 기관과는 달리 뇌가 지닌 고유한 특성으로 인해 직접적인 탐구의 대상으로 삼는 데 많은 제한이 따른다. 때문에 뇌질환의 일종인 정신병을 치료하는 약물의 개발은 지난할 수밖에 없다. 더구나 정신병의 원인이 규명되지 않은 상태에서 치료약물의 개발은 근본적으로 한계가 있을 수밖에 없다. 그런 점에서 항정신병약물의 개발은 정신의학사에서 하나의 혁명적 사건에 해당한다. 그 혁명적 사건도 알고 보면 지극히 엉뚱한 데서 기인한 우연의 산물이다.

최초의 항정신병약물인 페노티아진(phenothiazine)은 특이하게도 산업용 염색제의 개발과 관련이 있다. 19세기 중엽은 염료산업이 활발했는데 보다 아름답고 신비한 염료의 개발에 심혈을 기울이고 있던 시기였다. 1856년 퍼킨(Perkin, W. H.)이 아닐린(aniline)을 산화시켜 모브(mauve)라는 아름다운 담자색 염료를 합성하였다. 이후 모브의 상업적 가치 때문에 아닐린과 관련된 다양한 염료들이 합성되었다. 1876년 카로(Caro, H.)는 페노티아진 유도체인 메틸렌블루(methylene blue)를 합성하였고, 1878년 베른센(Bernthsen, A.)은 최초로 페노티아진을 개발하였다. 페노티아진은 1940년대에 이르러 말라리아에 효과가 있는 것으로 알려지면서 처음으로 사람에게 말라리아 치료제로 사용되었다. 페노티아진 유도체의 항말라리아 효과는 1891년 미생물학자인 에를리히(Ehrlich, P.)가 메틸렌블루의 항말라리아 효과를 발견한 것이 효시다. 에를리히가 메틸렌블루의 항말라리아 효과를 발견했던 당시에는 이미 수세기 전부터 열대성 기나나무(cinchona tree)의 나무껍질에서 추출한 퀴닌(quinine)이 말라리아의 특효제로 사용되고 있었기 때문에, 메틸렌블루는 별로 주목을 받지 못했다. 1차 세계대전 중 연합군에 의해 봉쇄된 독일은 퀴닌의 공급로가 차단되자, 자체적으로 퀴닌을 대체할 수 있는 합성물질에 관심을 가졌다. 슐만(Schulemann, W.)이 합성한 메틸렌블루의 디에틸아미노에틸(diethylaminoethyl) 유도체는 메틸렌블루보다 항말라리아 효과는 더 강했으나 독성이 심해 임상적으로 사용할 수 없었고, 항말라리아 효과가 더 큰 새로운 화합물인 퀴나크린(quinacrine)이 개발되었다. 이후 퀴나크린은 퀴닌과 함께 말라리아의 1차 치료제로 가장 많이 사용되었다.

2차 세계대전이 발발하고 연합군이 일본에 의해 봉쇄되어 퀴닌을 얻기 힘들어지자 길만(Gilman, H.)은 새로운 페노티아진 유도체인 아미노알킬 페노티아진을 합성하였는데, 항말라리아 효과는 없고 항히스타민 효과가 있음이 확인되었다. 이후 롱프랑(Rhone-Poulenc)사에서 개발한 프로메타진(promethazine)이 항히스타민 효과뿐만 아니라 진정효과가 있어 마취제의 효과를 강화시킨다는 사실이 알려졌다. 프로메타진과 유사한 유도체를 찾던 중 1950년 샤르팡티에(Charpentier, P.)가 클로르프로마진(chlorpromazine)을 최초로 합성하였다. 쿠르부아지에(Courvoisier, S.)는 클로르프로마진이 바비튜레이트(barbiturate)에 의해 유도된 수면을 연장시키고, 아포모르핀(apomorphine)에 의한 구토를 막아 주며, 조건화된 회피-도피 반응을 억제한다는 사실을 발견하였다. 이렇듯 우연히 발견된 클로르프로마진의 향정신성 효과에 근거해서, 하몬(Hamon, J.)은 1952년 처음으로 정신병적 조증 환자에게 클로르프로마진을 사용하여 항정신병 효과를 확인하였다. 클로르프로마진은 1970년대까지 가장 널리 사용된 항정신병약물이었다.

한편, 얀센(Janssen, P. A. J.)은 모르핀(morphine)보다 더 강력한 진통제를 개발하기 위해 마약성 진통제인 메페리딘(meperidine)과 관련이 있는 4-페닐-4-피페리디놀(4-phenyl-4-piperidinol)을 이용해서 지사제인 디페녹실레이트(diphenoxylate)와 진통 효과가 있는 프로피오페논(propiophenone)을 합성하였다. 프로피오페논의 진통 역가를 높이기 위해 화학구조를 개량하여 부티로페논(butyrophenone) 유도체를 합성하였다. 이 유도체는 동물실험에서 모르핀과 유사한 작용을 나타낼 뿐만 아니라, 진정이나 정온 작용과 근육 강직 같은 클로르프로마진에서 나타나는 작용도 지니고 있다는 사실이 발견되었다. 얀센은 모르핀의 유사 작용을 줄이고 항정신병 효과를 높이기 위해, 이 부티로페논 유도체의 구조를 변경하여 항정신병 효과만 지닌 할로페리돌(haloperidol)을 최종적으로 합성하였다. 1958년에 합성된 할로페리돌은 클로르프로마진보다 항정신병 역가가 높고, 자율신경계의 부작용이 적으며, 작용시간이 빠른 특징을 지녔다.

2세대 항정신병약물인 비정형 항정신병약물(atypical antipsychotics)은 클로자핀(clozapine)이 1세대 항정신병약물에 잘 반응하지 않는 치료저항성 환자에게 효과가 있으면서 음성증상에도 반응하고, 추체외로증상을 잘 유발하지 않는다는 사실에 착안해서 개발되었다. 비정형(atypical)이란 말은 기존의 항정신병약물의 약리학적 특성과는 매우 판이한 클로자핀의 특성을 기술하기 위해 처음으로 사용되었다. 클로자핀의 임상적 유효성은 비정형 항정신병약물의 개발을 촉진하는 계기가 되었다. 클로자핀은 도파민 수용체뿐만 아니라 세로토닌 수용체의 길항제(antagonist)이다. 클로자핀의 비정형성은 주로 세로토닌 수용체와 도파민 수용체 간의 상대적 길항 비율에 기인한다. 따라서 비정형 항정신병약물의 개발은 자연스럽게 세로토닌 수용체와 도파민 수용체를 모두 길항하는 약물에 초점을 맞추었다. 얀센사에서는 할로페리돌을 개량하여 리스페리돈(risperidone)을 합성해서 1994년 미국식품의약청으로부터 최초의 비정형 항정신병약물로 승인을 받았다. 이어 클로자핀을 기본으로 해서 릴리(Eli Lilly)사에서는 올란자핀(olanzapine)을, 아스트라제네카(AstraZeneca)사는 쿠에티아핀(quetiapine)을 개발하여 각각 1997년에 미국식품의약청으로부터 사용을 승인받았다.

조현병의 양성증상은 중뇌변연부 도파민계(mesolimbic dopamine system)의 활성과다와, 음성증상은 중뇌대뇌피질부 도파민계(mesocortical dopamine system)의 활성저하와 각각 관련이 있는 것으로 알려져 있다. 대개의 항정신병약물은 뇌의 특정 영역에 국한해서 특이적으로 작용하는 약물이 아니기 때문에, 조현병 치료에 제한된 효과를 보인다. 따라서 도파민신경계의 활성과다와 활성저하를 동시에 제어할 수 있는 약물은 조현병 치료에 보다 진전된 치료수단이 될 수 있다. 멜처(Meltzer, H. Y.)와 칼슨(Carlsson, A.)은 도파민 D2수용체의 부분적 효현제(partial agonist)는 도파민 자가수용체를 통해, 도파민의 분비를 조절함으로써 도파민의 활성과다와 활성저하를 동시에 조절할 수 있을 것으로 추정하였다. 실제로 예비연구에서 부분적 효현제의 일부는 추체외로증상을 거의 유발하지 않고, 조현병의 양성증상과 음성증상에 모두 효과적이라는 사실이 확인되었다. 1980년 오츠카(Otsuka)사는 도파민신경계의 시냅스전 자가수용체에 선택적으로 작용하면서 시냅스후 수용체는 길항하는 약물 아리피프라졸(aripiprazole)을 개발하였다. 부분적 효현제는 신경전달이 과도한 상태에서는 수용체에 대해 길항제로 작용하고, 저하된 상태에서는 효현제로 작용하기 때문에 아리피프라졸을 도파민계 안정제(dopamine system stabilizer)라 한다. 3세대 항정신병약물로 간주되는 아리피프라졸은 2002년 미국식품의약청으로부터 정식으로 사용을 승인받았다.

**비정형 항정신병약물의 종류**

| 약물 | 제품 | 치료용량(mg/일) |
|---|---|---|
| 리스페리돈(risperidone) | 리스페달(Risperdal) | 2~8 |
| 팔리페리돈(paliperidone) | 인베가(Invega) | 3~12 |
| 올란자핀(olanzapine) | 자이프렉사(Zyprexa) | 10~20 |
| 쿠에티아핀(quetiapine) | 세로켈(Seroquel) | 150~750 |
| 아미설프리드(amisulpride) | 솔리안(Solian) | 400~800 |
| 아리피프라졸(aripiprazole) | 아빌리파이(Abilify) | 15~30 |
| 지프라시돈(ziprasidone) | 젤독스(Zeldox) | 75~300 |
| 조테핀(zotepine) | 로도핀(Lodopin) | 40~200 |

### 2) 항우울제와 기분안정제

새로운 약물을 개발할 때 가장 쉽고 경제적인 개발 전략은 기존의 약리적 활성물질의 화학구조를 변경하여 보다 나은 물질을 개발하는 것이다. 최초의 항우울제인 **이미프라민 (imipramine)**은 최초의 항정신병약물인 클로르프로마진보다 효과는 우수하고 부작용은 적은 항정신병약물을 개발하는 과정에서 나왔다. 이미프라민은 세 개의 벤젠고리를 가진 삼환계 유기화합물인 클로르프로마진의 화학구조를 약간 변경해서 개발된 삼환계 약물이다. 항정신병약물로 개발된 이미프라민이 임상시험 단계에서 항정신병 효과는 없고 오히려 흥분작용이 있음이 확인되었다. 우울증 환자한테 이미프라민을 사용한 결과 항우울효과가 있어 최초의 삼환계 항우울제로 인정받았다.

**항우울제의 효시인 이미프라민**의 항우울효과는 시냅스전 신경종말부에 있는 노르에피네프린과 세로토닌 같은 단가아민 재흡수 펌프를 억제하여, 시냅스 내로 분비된 단가아민의 재흡수를 차단함으로써 시냅스 내 단가아민의 이용도가 증가한 데서 기인한다. 우울장애의 병태생리에 대한 단가아민 결핍설은 이에 근거한다.

한편, 비슷한 시기에 항결핵약물로 개발된 이프로니아지드(iproniazid)를 만성 결핵 환자에게 투여했을 때, 항결핵 효과뿐만 아니라 기분을 고조시키는 항우울효과도 있다. 항결핵약물이 개발되기 전에는 공기 좋은 곳에 위치한 요양원에서 장기 요양하는 게 결핵 치료의 중요한 수단이었다. 가족과 헤어져 요양원에서 장기 요양하다 보니 많은 결핵 환자에게 우울증이 동반되는 경우가 많았다. 이프로니아지드의 항우울작용 기전은 항결핵작용의 기전과는 달리 단가아민 산화효소 억제(monoamine oxidase inhibitor, MAOI) 작용에 기인한다. 즉, 이프로니아지드는 단가아민의 분해를 차단함으로써 시냅스 내 단가아민의 이용도를 증가시켜 항우울효과를 나타낸다. 이는 우울장애의 단가아민 결핍설을 뒷받침하는 또 다른 생물학적 증거가 된다.

우울장애의 단가아민 결핍설은 이후 새로운 항우울제 개발의 중요한 약리학적 기반이 되었다. 기존의 삼환계 항우울제들은 항콜린성 부작용, 항히스타민성 부작용, 심장독성 등 많은 부작용을 야기했다. 우울장애의 병태생리와 직접적으로 관련이 있는 노르에피네프린 신경계와 세로토닌 신경계에 선택적으로 작용하는 약물은 삼환계 항우울제가 가지고 있는 다양한 부작용에서 훨씬 자유롭다. 이를 기반으로 개발된 최초의 선택적 세로토닌 재흡수 차단제(selective serotonin reuptake inhibitor, SSRI)가 플루옥세틴(fluoxetine)이다. 이후 세로토닌과 노르에피네프린 양쪽에 선택적으로 작용하는 약물(serotonin norepinephrine reuptake inhibitor, SNRI)이 차례로 개발되었다. 현재 SSRI와 SNRI 계통의 항우울제가 가장 보편적으로 사용되는 항우울제들이다.

**기분안정제(mood stabilizers)**는 양극성 기분장애의 핵심적인 치료약물로서 세 가지 조건을 충족시켜야 한다. 첫째, 조증을 완화시켜야 한다. 둘째, 조증의 재발을 막아야 한다. 셋째, 우울증의 재발도 예방할 수 있어야 한다. 최초의 기분안정제는 리튬(lithium)이다. 리튬은 1969년 미국식품의약청으로부터 기분장애 치료제로 승인을 받았지만, 원래는 통풍에 효과가 있는 물질로 알려졌다. 리튬을 조증 환자에게 사용해서 항조증 효과를 확인한 최초의 정신과 의사는 호주의 존 케이드(Cade, J.)다. 그는 동물실험에서 리튬이 무기력증을 유발하는 것을 발견한 후, 조증 환자를 진정시키기 위해 리튬을 투여해서 항조증 효과를 확인하였다. 리튬은 조증을 완화시키고, 조증의 재발을 예방하며, 우울증의 발생을 막아 준다. 리튬은 조증 치료에 효과적인 약물이지만, 신경독성이 있고 안전범위(safety margin)가 좁으며 환자의 30~40%는 리튬에 반응하지 않는다.

항경련제는 리튬의 한계를 보완해 줄 수 있는 약물로 도입되었다. 항경련제의 시도 배경은 기분장애에서 우울증이나 조증이 삽화성으로 발생하고, 기존에 잘 듣던 항우울제나 리튬이 삽화가 반복됨에 따라 효과가 떨어지는 양상이 뇌전증의 임상 경과와 유사하다는 점에 착안하였다. 실제로 항경련제를 기분장애에 시도해 본 결과, 리튬 못지않은 치료적 반응을 나타냈다. 현재 발프로에이트(valproate), 카바마제핀(carbamazepine), 라모트리진(lamotrigine) 등의 항경련제들이 기

**항우울제의 종류**

| 약물 | 제품 | 작용기전 | 치료용량 (mg/일) |
|---|---|---|---|
| 플루옥세틴(fluoxetine) | 프로작(Prozac) | SSRI | 20~80 |
| 설트랄린(sertraline) | 졸로프트(Zoloft) | SSRI | 50~200 |
| 파록세틴(paroxetine) | 세로자트(Seroxat) | SSRI | 20~50 |
| 플루복사민 (fluvoxamine) | 루복스(Luvox) | SSRI | 100~200 |
| 시탈로프람(citalopram) | 셀렉사(Celexa) | SSRI | 20~60 |
| 에스시탈로프람 (escitalopram) | 렉사프로(Lexapro) | SSRI | 10~20 |
| 벤라팍신(venlafaxine) | 이팩사(Effexor) | SNRI | 150~225 |
| 둘록세틴(duloxetine) | 심발타(Cymbalta) | SNRI | 40~60 |
| 밀나시프란 (milnacipran) | 익셀(Ixel) | SNRI | 30~200 |
| 티아넵틴(tianeptine) | 스타블론(Stablon) | SSRE | 25~50 |
| 부프로피온(bupropion) | 웰부트린(Wellbutrin) | NDRI | 225~450 |
| 트라조돈(trazodone) | 트리티코(Trittico) | SARI | 150~600 |
| 네파조돈(nefazodone) | 세르존(Serzone) | SARI | 300~600 |
| 미르타자핀 (mirtazapine) | 레메론(Remeron) | NaSSA | 15~45 |
| 모클로베마이드 (moclobemide) | 오로릭스(Aurorix) | MAOI | 300~600 |
| 아고멜라틴 (agomelatine) | 발독산(Valdoxan) | Melatoni nagonist | 25~50 |

-SSRI: Selective Serotonin Reuptake Inhibitor, SNRI: Serotonin Norepinephrine Reuptake Inhibitor.

-SSRE: Selective Serotonin Reuptake Enhancer, NDRI: Norepinephrine Dopamine Reuptake Inhibitor.

-SARI: Serotonin Antagonist Reuptake Inhibitor, NaSSA: Noradrenergic and Specific Serotonergic Antidepressant, MAOI: MonoAmine Oxidase Inhibitor.

**기분안정제의 종류**

| 약물 | 제품 | 치료용량(mg/일) |
|---|---|---|
| 리튬(lithium) | 리단(Lithan) | 900~1800 |
| 발프로에이트(valproate) | 데파코트(Depakote) | 1200~1500 |
| 라모트리진(lamotrigine) | 라믹탈(Lamictal) | 100~200 |
| 카바마제핀(carbamazepine) | 테그레톨(Tegretol) | 400~1200 |

분안정제로 흔히 사용된다. 최근에는 비정형 항정신병약물도 기분안정제로 인정받고 있다. 대표적인 비정형 항정신병약물로는 쿠에티아핀, 올란자핀, 리스페리돈, 아리피프라졸 등이 있다.

항우울제나 기분안정제를 사용할 때 유의해야 할 사항들이다.

- 선택된 항우울제와 기분안정제는 환자의 60~70% 정도에서만 효과가 있다. 즉, 약물을 선택했을 때 약물에 반응을 보이는 환자는 60~70%에 불과하다. 따라서 환자에 맞는 약물을 찾는 과정이 중요하다.
- 약물을 사용하고 효과가 나타날 때까지 최소 2주 정도의 기간이 필요하다. 따라서 충분한 용량을 적어도 4주 정도 사용했음에도 불구하고 효과가 없거나 부분적인 반응을 보일 때는, 약물을 바꾸거나 약물의 효과를 증

강시키기 위해 다른 약물과 병용 투여를 해야 한다.

- 약물이 효과적이어서 병전의 상태로 회복되더라도 증상의 재발을 방지하기 위해 1년 정도 계속해서 약물치료를 유지해야 한다.
- 여러 번 재발했을 경우에는 병전의 상태로 회복되더라도 향후의 삽화 재발을 방지하기 위해 장기간, 경우에 따라서는 거의 평생 유지약물치료를 해야 한다. 고혈압 환자가 혈압이 정상이더라도 정상 혈압을 유지하기 위해 지속적으로 항고혈압약물을 복용하는 것과 같은 이치다.

### 3) 항불안제

불안과 불면증에는 비교적 흔하게 약물치료를 시행한다. 이 증상들은 다양한 정신질환과 내과적 질환에서 발생할 수 있고, 같은 환자에게서 동시에 또는 별도로 생길 수 있다. 불안은 뚜렷한 원인이 있든 없든 생기거나 서서히 발생할 수 있다. 불면증 역시 서서히 시작해서 악화하거나 갑작스럽게 나타나 사람을 무기력하게 만들 수 있다. 불행하게도 불안이나 불면증이 있는 환자들은 기저 질환에 대한 적절한 임상적 평가 없이 약물을 복용하는 경우가 흔하다. 항불안제는 대개 진정-수면 작용이 있어 진정수면제(sedative-hypnotics)로 분류되기도 한다. 인간이 사용한 최초의 항불안제는 알코올이다. 하지만 알코올은 항불안이나 수면 목적으로 이용하기에는 단점이 많아 사용하지 않는다.

오늘날 가장 많이 사용하는 항불안제는 벤조디아제핀계 약물(benzodiazepines)이다. 벤조디아제핀은 어떤 특정 약물을 지칭하는 게 아니고, 벤젠 고리와 디아제핀 고리가 결합된 화합물을 통칭하는 용어다. 폴란드계 미국인 화학자 스턴바흐(Sternbach, L.)가 1955년 진정제를 개발하는 과정에서 실수로 우연히 벤조디아제핀을 발견하였다. 임상에 사용된 최초의 벤조디아제핀은 클로르디아제폭시드(chlordiazepoxide)다.

벤조디아제핀계 약물은 효과가 뛰어나고, 예전에 사용되었던 브로마이드(bromide)나 바비튜레이트계 약물(barbiturates)보다 훨씬 안전하다. 브로마이드는 독성이 강하고 악취도 심해 진정제 용도로는 가장 먼저 퇴출되었다. 20세기 초에 개발된 바비튜레이트는 수면-진정효과는 좋았지만 강한 신체의존성과 내성 때문에, 오늘날에는 수면진정제보다는 마취제나 항경련제 용도로 사용한다. 1950년대 중반에 개발된 메프로바메이트(meprobamate) 역시 처음에는 바비튜레이트에 비견할 만큼 효과적이고 신체의존성은 낮아 널리 사용되었지만, 장기간 지속적으로 사용하다가 중단했을 때 경련발작이나 바비튜레이트 금단증상과 유사한 증상들이 발생하여 요즘은 사용하지 않는다.

1960년대 본격적으로 개발된 벤조디아제핀계 약물은 메프로바메이트보다 신체의존성이 적고 효과가 뛰어나며, 내성도 적어 사용 시 안전범위가 넓기 때문에 현재까지 가장 보편적으로 사용되고 있는 항불안제다. 벤조디아제핀계 약물들은 항불안작용 외 수면유도작용, 근육이완작용 그리고 항경련작용도 가지고 있는데, 이들은 개별 약물들의 화학구조에 따라 차이가 있다. 예컨대, 트리아졸람(triazolam)은 항불안작용은 상대로 적지만 작용 시간이 짧아 노인 환자들의 수면유도제로 주로 사용한다. 알프라졸람(alprazolam)은 처음에는 공황발작 치료제로 승인받았지만, 요즘은 항불안제로 가장 많이 처방되는 약물 중 하나다.

벤조디아제핀계 약물을 비롯한 모든 수면-진정제들은 신체의존성이 있기 때문에, 사용 시 항상 약물의 신체의존을 염두에 두어야 한다. 따라서 비록 언제든지 사용이 가능하다고 하더라도 이런 약물들을 사용할 때는 신중을 기해야 한다. 또한, 가능한 단기간 간헐적으로 사용할 것을 권장한다. 벤조디아제핀계 약물을 처방할 때 특히 유념해야 할 것은 충동성이나 공격성을 부추길 수 있고, 특히 술과 함께 복용하면 호흡부전으로 사망에 이를 수 있다는 점이다. 장기 복용 시 뇌 위축이 올 수 있다는 점도 유의해야 한다.

불안을 치료하기 위해 약물을 사용할 때는 모든 불안이 모두 동일하지는 않기 때문에, 획일적이고 단일한 치료는 존

**항불안제의 종류**

| 약물 | 제품 | 반감기 (hr) | 치료용량 (mg/일) |
|---|---|---|---|
| 알프라졸람(alprazolam) | 자낙스(Xanax) | 12~19 | 0.25~2 |
| 클로르디아제폭시드 (chlordiazepoxide) | 리브륨(Librium) | 12~48 | 5~100 |
| 디아제팜(diazepam) | 바륨(Valium) | 20~90 | 2~40 |
| 플루라제팜(flurazepam) | 달만(Dalmane) | 24~100 | 15~30 |
| 로라제팜(lorazepam) | 아티반(Ativan) | 10~20 | 1~4 |
| 옥사제팜(oxazepam) | 세락스(Serax) | 8~21 | 10~60 |
| 테마제팜(temazepam) | 레스토릴(Restoril) | 12~24 | 15~30 |

재하지 않다는 점을 인식해야 한다. 불안은 크게 네 가지 형태로 구분할 수 있다. 첫째는 불쾌하거나 스트레스가 예견될 때 나타나는 예기불안이다. 둘째는 공포불안으로 특정 대상이나 상황과 관련해서 발생한다. 셋째는 뚜렷한 외부적인 요인 없이 갑작스럽고 불연속적인 공황발작 시의 불안이다. 넷째는 만성불안으로 불쾌한 정서가 지속적으로 유지되는데 종종 생리적인 증상들이 동반된다. 특히, 불안이 심할 경우에는 다양한 자율신경계의 활성화 증상들, 즉 심계항진, 현기증, 손 떨림, 발한, 입 마름, 복통, 두통, 빈뇨감이나 잔뇨감 등이 동반된다.

만성적인 불안이 없는 상태에서 실제적인 스트레스와 관련되어 발생한 불안은 일차적으로 지지 정신치료만으로 가능하고 약물치료는 대개 불필요하다. 만약, 이전에 만성불안이 없는 상태에서 항불안제를 사용해야 할 경우, 작용시간이 짧은 벤조디아제핀계 약물을 단기간 간헐적으로 사용하는 것이 신체의존의 위험성을 최소화하는 데 도움이 된다. 공포불안이나 공황불안은 통상적인 항불안약물에는 제한된 반응을 보이고, 단가아민산화효소억제제(MAOIs)나 다른 항우울제에 잘 반응한다. 교감신경의 활성화에 따른 불안의 신체증상은 아드레날린 신경계의 베타 수용체 길항제인 프로프라놀롤(propranolol)에 잘 반응한다.

#### 4) 인지강화제

치매를 비롯한 인지기능의 저하를 초래하는 질환의 치료약물을 개발하려는 노력은 지금도 계속되고 있으나, 아직까지 만족스러운 결과는 나오지 않고 있다. 여기서는 치매의 가장 중요한 증상인 기억력 저하에 도움이 되는 약물에 초점을 맞추었다. 크게 두 범주로 나눌 수 있는데, 하나는 기억에 관여하는 신경전달물질인 아세틸콜린의 분해효소를 억제하는 약물들이고, 다른 하나는 뇌의 변성에 관여하는 글루타메이트 신경계의 기능을 억제하는 약물들이다.

콜린에스터라제 억제제(cholinesterase inhibitors)는 아세틸콜린의 분해를 차단해서 콜린성 신경전달을 촉진하여, 기억력의 향상과 목표 지향적 사고의 호전을 가져온다. 이들 약물은 현재 알츠하이머병 치매에서 보이는 경도에서 중등도의 기억장애에 주로 사용되는데, 콜린성 신경계의 변성이 심한 중증의 알츠하미머병 치매에서는 효과를 기대하기 어렵다. 대표적인 약물은 도네페질(donepezil)로서 반감기가 길어 하루 한 번 복용이 가능하고, 비교적 부작용이 경미하여 현재 가장 널리 사용되고 있다.

글루타메이트 신경계 억제제로는 메만틴(memantine)이 주로 사용된다. 도네페질이 경도에서 중등도의 알츠하이머병 치매에 사용하는 데 비해, 메만틴은 중등도에서 중증의 치매에 사용된다. 메만틴은 알츠하이머병 치매나 기타 치매의 기억장애뿐만 아니라 행동장애에도 도움이 된다.

약물뿐만 아니라 음식을 통해 치매를 예방하려는 노력을 많이 기울이는데, 뇌건강, 특히 인지기능에 도움이 되는 식품들은 아래와 같다.

- 인삼과 은행 및 생선의 DHA는 신경의 시냅스 가소성을 활성화하는 대표적인 식품이다. 인삼에서 추출한 진세노사이드(ginsenoside)와 은행에 풍부한 플라보노이드(flavonoid)는 기억력을 비롯한 인지기능을 개선하는 데 도움이 된다.
- 케일, 시금치, 브로콜리 같은 녹색 잎채소에는 비타

민 K, 루테인(lutein), 엽산(folic acid), 베타카로틴(β-carotene) 등의 뇌건강에 도움이 되는 영양소가 풍부하다. 이들은 인지력 감퇴를 늦추는 데 도움이 된다.

- 커피나 차의 성분인 카페인은 단기 집중력을 높여 주고, 새로운 기억을 저장하는 데도 도움이 된다.
- 호두를 비롯한 견과류에 풍부한 알파 리놀렌산(α-linolenic acid)은 혈압을 낮추고 뇌동맥을 보호하는 데 도움이 된다.
- 달걀의 노른자와 콩에 풍부한 레시틴(lecithin)은 신경전달을 촉진하고 기억력 향상에 도움이 된다.
- 딸기, 블루베리, 라즈베리 등의 베리류에 풍부한 플라보노이드는 기억력 향상에 도움이 된다.

# 나가며

## 정신질환의 진단에 관하여

정신의학이 의학의 한 전문분야라는 점에서 본질적으로 신체의학과 크게 다를 바는 없다. 그러나 정신의학에서 대상으로 하고 있는 정신 현상은 주관적 체험으로서의 의식, 감정, 행동, 지능 및 성격 등을 포함하는 것으로, 물리화학적 차원의 현상으로 환원하기 어렵고 복잡하다. 또한 정신 현상을 뇌의 기능으로 파악하면서 동시에 정신 고유의 특성도 아울러 고려해야 한다. 그렇다 보니 정신질환의 증상을 평가할 때 주관적 인식이 많이 작용하고, 진단 과정에서 검사실 소견이나 영상의학적 소견 같은 객관적 지표가 상대적으로 덜 반영된다. 진단적 개념 자체도 추상적이고 주관적이다. 예컨대, 기분이 우울할 때 정상적 범위와 병적 상태의 구분은 주관적일 수밖에 없다. 중요한 일을 앞두고 긴장되거나 불안해지는 것은 생존을 위해 꼭 필요한 과정이다. 그럴 때 느끼는 불안이나 긴장은 정상적 불안이지만, 비합리적인 병적 불안과 구별되는 객관적 기준은 없고, 정신과 의사의 주관적 판단에 따를 수밖에 없다. 진단 과정에서 객관성을 담보하기 어렵다는 뜻이다. 그리고 정신의학은 신체의학 분야에 비해 아직까지 의학적 체계가 덜 확립되어 있고, 정신질환의 진단적 개념 자체가 추상적이며, 진단적 분류체계가 불완전하다. 정신질환의 원인에 관한 학설도 부족하여 원인적 진단이 불가능하다. 이에 더해 정신의학에서는 사회적 요인, 특히 인간관계를 중시하므로 진단적 평가과정에서 환자의 과거와 현재의 사회 환경을 중요하게 고려한다. 또한 심리적 갈등과 갈등에 대한 방어기제를 중심으로 환자를 이해하는 의사들은 상대적으로 임상적 진단을 덜 강조하는 경향이 있다. 이러한 요소들은 정신질환의 임상적 진단에 대한 일치도를 떨어뜨려 진단의 신뢰도에 의문을 야기한다. 실제로 동일한 환자를 두고 정신과 의사들마다 각기 다른 진단을 내리는 경우가 흔하다.

1980년 미국정신의학회의 『정신장애의 진단과 통계 편람』 제3판이 나오기 이전에는 정신질환을 진단할 때 진단기준이 없었다. 정신질환의 개념적 정의에 입각해 진단을 내리다 보니 의사들 간의 진단의 일치도가 떨어졌다. 동일한 환자를 두고 진단이 다르니 정신질환의 연구에 대한 신뢰성도 문제가 되었다. 예컨대, 정신병적 상태에 있는 동일한 환자를 두고 영국에서는 조울증(현재의 양극성기분장애), 미국에서는 정신분열병(현재의 조현병)의 진단을 내리는 경우가 흔했다. 연구의 신뢰도를 올리기 위해 양국의 학자들이 연구목적의 진단기준(Research Diagnostic Criteria, RDC)을 만들어 진단에 적용한 결과, 상당히 진단의 일치를 보았다. 이에 따라 미국정신의학회에서는 1980년에 발행된『정신장애의 진단과 통계 편람』제3판 이후부터는 RDC를 바탕으로 한 정신질환의 진단기준을 명확히 규정하여 적용함으로써 정신질환의 진단에 대한 신뢰도를 높이고 있다. 하지만 정신질환의 분류 자체가 원인에 입각한 분류가 아니고, 임상양상의 현상학적 차원에 머물러 있어 불완전하다. 때문에 계속해서 수정 보완하고 있고, 2023년 현재 제5판에 이르고 있다.

정신질환의 진단기준에서 유념해야 할 것은 현재의 횡단면상에서 나타나는 임상양상뿐만 아니라 시간에 따른 종적인 임상경과를 진단 과정에 고려해야 한다는 점이다. 예컨대, 조현병과 조현병양장애 및 단기정신병적장애는 횡단면적으로 나타나는 임상양상으로는 진단적 구분이 곤란하기 때문에 반드시 종적인 임상경과를 고려해야 한다. 임상경과가 한 달 이상 지속되지 않으면 단기정신병적장애, 한 달 이상 6개월 미만이면 조현병양장애, 6개월 이상 지속되면 조현병으로 진단한다. 이들의 진단적 구분은 치료계획과 예후를 판단하는 데 매우 중요하다. 기분장애에 있어서도 현재 우울삽화일 경우, 과거에 조증 삽화나 경조증 삽화가 있었을 경우에는 양극성우울장애, 없었을 경우에는 단극성우울장애가 된다. 이들의 구분이 중요한 이유는 같은 우울증 삽화라 하더라도 단극성과 양극성의 여부에 따라 치료가 달라지기 때문이다.

정신질환의 진단과 관련해서 한 가지 염두에 두어야 할 것은 세계보건기구에서 발간한 '국제질병분류체계'와 미국정신의학회에서 발간한 『정신장애의 진단과 통계 편람』 간에 차이가 있다는 점이다. 물론 세계보건기구의 국제질병분류체계가 미국정신의학회의 『정신장애의 진단과 통계편람』에 따르는 경향이 있기는 하지만 말이다.

## 정신질환의 치료에 대하여

정신질환의 치료는 크게 정신치료와 약물치료로 대별된다.

**정신치료**는 적절한 수련을 받은 사람이 전문직업적인 관계에 입각하여, 환자가 지닌 성격상의 문제와 정서상의 문제를 언어적 또는 비언어적인 심리적 수단을 통해 치료하는 기법이다. 정신치료의 목적은 환자의 정신증상을 제거 또는 완화하거나 지연시키고, 고통스럽게 생각하는 행동양상을 조정하며, 궁극적으로 인격이 긍정적으로 성장 발달하여 조화로운 삶을 영위할 수 있도록 도와주는 데 있다. 따라서 정신치료에서는 치료자의 성숙한 인격이 매우 중요하다. 해서 환자는 치료자가 건강한 만큼 건강해진다는 말이 있다. 그리고 정신치료는 충고나 설득, 교육, 상담, 영감 같은 방법으로 상대방을 도와주는 비전문적인 방법과는 당연히 구별되어야 한다.

정신치료의 대상은 주로 신경증적 장애, 정신병, 인격장애, 정신생리장애, 약물의존, 비행 같은 행동장애가 된다. 대인관계에서 감정적 어려움이 있을 때, 파괴적이거나 자해 행위를 하지 않고 간접적이거나 상징적인 행동 이상을 보일 때, 비교적 사회적 기능은 원만히 수행하지만 주관적으로 상당한 불편감을 느낄 때, 자신의 생활양식의 특성이나 의미를 파악하고 심리적 스트레스에 대한 특징적 반응을 이해함으로써 장애를 받아들이고 적응하는 데 도움이 될 것으로 판단될 때, 그리고 어떤 생물학적 치료에서도 반응이 없을 때 정신치료를 시도한다.

정신치료는 병식을 갖도록 유도하느냐의 여부에 따라 크게 통찰(심층)정신치료와 지지정신치료로 구분한다. 통찰정신치료는 병식을 갖도록 유도하는 치료로 주로 무의식의 영역을 다룬다. 즉, 환자의 마음속에 있는 무의식적 갈등과 갈등에 대한 방어기제를 환자가 깨닫고 이해하도록 도와서 더 이상 그런 방어기제를 덜 사용하도록 한다. 또한 방어기제를 사용함으로써 회피하고 있었던 무의식적 갈등과 문제들을 명료하게 의식화하도록 유도함으로써 자신에 대한 이해를 심화시켜 준다. 지지정신치료는 좌절을 견디기 힘든 약해진 자아를 지지해서 현실에서 마주치는 문제들을 잘 견뎌 나갈 수 있게 해 준다. 이를 위해 환자를 안심시키거나 설득하기도 하고, 암시를 주며 격려하거나 충고 또는 설명을 해 주고, 환경 조정을 통해 환자의 불안과 긴장을 완화시켜 준다. 지지정신치료가 때로는 통찰정신치료의 보조 방법으로 사용되기도 한다. 지지정신치료는 대개 다음의 경우에서 사용된다. 첫째, 건강한 성격의 소유자가 감당하기 힘든 스트레스를 받아 일시적으로 마음의 동요를 일으켜 적응상의 문제가 생겼을 때, 둘째, 통찰정신치료 과정에서 겪게 되는 좌절을 견딜 수 없을 정도로 자아가 약하거나 미숙해서 우선 자아를 지지할 필요가 있을 때, 셋째, 통찰정신치료를 하는 도중에 갑작스럽게 감당하기 힘든 불안에 휩싸여 일시적으로 자아를 지지해야 할 필요가 있을 때 지지정신치료를 사용한다.

요약하면, 통찰정신치료는 현실에서 충족될 수 없는 비현실적 욕구나 욕망을 포기하도록 유도해서 보다 나은 삶을 영위할 수 있도록 자아를 성숙하게 해 준다. 반면에 지지정신치료는 욕구 좌절을 견디지 못하는 약한 자아를 지지하기 위해 의존적 욕구를 충족시켜 당면한 현실적 문제를 해결하도록 도와준다.

**약물치료**는 정신질환의 치료에 있어서 뇌과학의 발달에 따라 중요성을 더해 가고 있다. 그럼에도 불구하고 아직까지 약물치료는 몇 가지 한계를 분명히 지니고 있다. 첫째는 정신질환의 원인이 규명되지 않은 상태에서 개발된 약물이 지닌 치료적 효용성의 한계다. 즉, 약물치료의 효과가 제한적이거나 부분적이고, 약물치료의 적응증이 다양하다. 적응증이 다양하다는 점은 역설적으로 해당 적응증에 대한 효과가 제한적이고, 다양한 약물 부작용이 발생할 가능성이 많다는 것을 시사한다. 때문에 약물치료는 정신치료와 함께 행해야 하며, 약물의 부작용을 면밀하게 관찰하고 확인해야 한다. 둘째는 약물치료에 있어서 명확히 일치된 임상지침이 부족하다는 점이다. 예컨대, 약물치료로 호전되었을 때 호전을 유지하기 위해 언제까지 약물치료를 지속해야 하느냐에 대한 일치된 지침이 부족하다. 사정이 이렇다 보니 의사들마다 약물치료 기간에 대한 의견이 제각각이다.

정신질환에 대한 약물치료를 시행할 때 반드시 명심해야 할 사항들이다. 첫째, 선택한 약물에 반응을 보일 가능성은 60~70%에 불과하다는 점이다. 예컨대, 우울증 환자에게 특정 항우울제를 사용했을 때 치료적 반응을 보일 가능성은 60~70%에 불과하다. 즉, 환자의 60~70%에서는 선택한 항우울제에 반응을 보이지만 30~40%의 환자에게서는 반응이 없거나 부분적인 반응을 보인다. 따라서 선택한 항우울제에 반응을 보이지 않을 경우에는 다른 항우울제를 사용해야 한다. 이는 환자에게 반응하는 항우울제를 찾는 것이 매우 중요하다는 것을 의미한다. 둘째, 항불안제를 제외한 항정신병약물이나 항우울제 및 기분조절제는 충분한 용량을 투여한 후, 치료적 반응이 나타날 때까지 적어도 2주가 필요하다는 점이다. 이는 약물의 반응 여부는 충분한 치료적 용량을 최소 2주 사용하고 난 후에 판단해야 한다는 뜻이다. 셋째, 정신질환의 치료에 사용되는 약물들은 적응증이 매우 다양하다는 점이다. 예컨대, 비정형 항정신병약물의 경우에 항정신병 효과뿐만 아니라 기분조절제의 작용을 지니고 있어 조현병 등의 정신병적 상태 외에 양극성기분장애에도 사용된다. 정신병적 상태가 아니더라도 저용량으로 만성적인 불면증이나 불안장애에 효과적으로 사용할 수 있다. 선택적 세로토닌 재흡수 차단제와 같은 항우울제는 우울증뿐만 아니라 강박장애, 공황장애, 섭식장애, 만성 통증에도 사용된다. 넷째, 정신질환의 치료에 사용되는 약물들은 다양한 신경계통의 부작용을 유발하기 때문에 항시적으로 부작용을 잘 관찰하고 관리하는 것이 치료에 대한 순응도를 유지하는 게 매우 중요하다. 다섯째, 약물치료 시 현재의 횡단면적인 증상뿐만 아니라 시간에 따른 종적인 임상 경과를 반드시 고려해야 한다. 예컨대, 우울증의 경우에 항우울제에 대한 반응이 없거나 부분적일 경우에는 양극성기분장애의 가능성을 고려해야 한다. 왜냐하면 우울증이라도 단극성이냐 양극성이냐에 따라 약물치료가 달라지기 때문이다. 마지막으로 신경안정제로 알려진 항불안제는 약물의존의 가능성이 있고 장기 투여 시 뇌위축을 일으킬 가능성이 있기 때문에 장기 사용을 삼가야 한다는 점이다.

의학은 의술(art)이자 동시에 과학(science)이다. 의사가 행하는 의술은 과학적 사실에 기초해야 된다는 뜻이다. 비록 과학이 모든 의술적 문제를 만능으로 해결할 수 있는 것은 아니지만, 의술이 단순한 경험적 사실에서 벗어나 실증적인 과학적 사실에 근거할 때, 의술의 오류 가능성은 훨씬 줄어든다. 때문에 하나뿐인 절대적 가치의 생명을 그 대상으로 하는 의학은 과학에 근거할 수밖에 없다.

19세기 전까지만 해도 동양의 의술과 마찬가지로 서양의 의술도 빈약하기 짝이 없었다. 예컨대, 정신병 환자를 치료하기 위해 회전의자에 환자를 묶어 돌리거나, 하제로 설사를 유발하여 힘을 빼는 등 요즘에는 상상도 할 수 없는 방법들이 동원되었다. 19세기에 들어와 이러한 단순한 경험적 의술에 과학이 접목됨으로써 비로소 하나의 과학으로서의 의학이 탄생하였다. 과학은 보편타당한 실증적 사실을 중요시한다. 현대의학은 전적으로 과학의 비약적 발전에 힘입은 바가 크다. 즉, 현대의학은 물리학, 화학 그리고 해부학과 생리학을 포함한 생물학 등의 과학에 근간을 두고 있다.

정신의학에서 이론적 체계를 갖춘 치료다운 치료가 시작된 것은 19세기 말 프로이트가 창시한 정신분석에 힘입은 바가 크다. 그런 점에서 정신분석에 입각한 정신치료의 도입은 정신의학사에서 곧잘 혁명적 사건으로 비견된다. 정신분석적 정신치료는 신경증적 장애나 인격장애엔 유효하지만 정신병적 장애에는 제한이 있거나 때로는 금기시되기도 한다. 치료 대상이 제한되고 치료 효과에 대한 객관적 평가가 쉽지 않다는 한계에도 불구하고, 정신분석적 정신치료는 1960년대 본격적으로 도입된 약물치료가 일반화되기 전까지는 정신질환의 치료에서 핵심적인 역할을 수행했다.

한편, 치료기법으로 시작된 정신분석이론은 정신병리와 정신질환의 병인을 이해하는 데서 벗어나 보통 사람들의 마음을 탐구하는 심리학의 발전에도 많은 기여를 했다. 원래 프로이트는 신경과학자로서 인간의 병적 행동은 뇌기능의 이상으로 이해해야 한다고 생각했지만, 뇌과학에 관한 지식이 부족했던 당시로서는 어쩔 수 없이 인간의 행동을 뇌과학이 발전할 때까지 정신분석이론으로 이해하자고 했다. 즉, 인간의 병적 행동에 대한 심리적 이해는 뇌과학적으로 원인이 밝혀질 때까지 쓰일 수 있는 차선의 접근법으로 여겼다. 이로 인해 정신의학은 의학적 모형에서 벗어나 심리학적 모형으로 이탈하게 되었다. 결과적으로 정신의학은 의학의 본류에서 벗어나 심리학의 아류로 전락해 버렸다. 혹자는 이를 집 나간 탕아에 비유하기도 한다.

1960년대 들어오면서 본격적으로 도입된 정신약물학의 발전은 정신질환을 이해하는 데 새로운 패러다임을 제공하였다. 특히, 항정신병약물과 항우울제의 개발은 정신병과 우울증의 치료뿐만 아니라 이들 질환들의 생물학적 병인을 밝히는 데 실증적으로 기여했다. 아울러 정신약물학은 그동안 블랙박스처럼 베일에 싸여 있던 뇌기능을 탐구하는 데 유용한 도구적 역할을 제공함으로써 뇌과학 연구의 기폭제가 되었다.

뇌과학은 1990년대 이르러 비약적으로 발전하면서 생물학을 비롯한 자연과학과 공학 및 인문학을 아우르는 모든 학문 분야의 총아로 자리 잡았고, 정신의학도 뇌과학의 한 축으로 중요한 역할을 담당하고 있다. 프로이트가 한 세기 전에 언급했듯이, 기존의 정신병리와 정신질환의 병인론 및 치료는 이제 뇌과학에 입각해 새롭게 해석되고 있다. 즉, 정신의학이 정신분석이론에 기초한 심리학적 모형에서 탈피하여, 실증적 과학에 입각한 의학의 한 전문 분야로 재인식되고 있다. 집 나간 탕아가 다시 집으로 돌아왔다는 뜻이다.

"내과의사는 알고도 못 고치고, 외과의사는 모르고도 고치고, 정신과 의사는 아무것도 모르고 아무것도 못 고친다." 저자가 학창 시절 때 어느 내과 교수께서 들려준 이야기다. 자신이 독일에 유학했을 때 어느 내과 교수가 퇴임 고별강연에서 한 유머라고. 반세기 전의 일이다.

# 정신적으로 건강한 사람은 없다

초판 1쇄 발행 2024년 8월 2일
2쇄 발행 2024년 10월 21일

지은이 정영인
펴낸이 강수걸
편집 강나래 오해은 이선화 이소영 이혜정 김효진 방혜빈
디자인 권문경 조은비
펴낸곳 산지니
등록 2005년 2월 7일 제333-3370000251002005000001호
주소 부산시 해운대구 수영강변대로 140 BCC 626호
전화 051-504-7070 | 팩스 051-507-7543
홈페이지 www.sanzinibook.com
전자우편 sanzini@sanzinibook.com
블로그 sanzinibook.tistory.com

ISBN 979-11-6861-356-0 03510

* 책값은 뒤표지에 있습니다.
* 잘못된 책은 구입하신 곳에서 교환해드립니다.